不用再忍耐

解放痛楚的僵硬肌舒緩操

ASAHI 整骨院
日本橋濱町院院長
今村匡子

楓葉社

截至目前為止，
本院收治的患者之中，
有許多人都是壓抑著疼痛感，
彷彿沒有病痛地生活著。

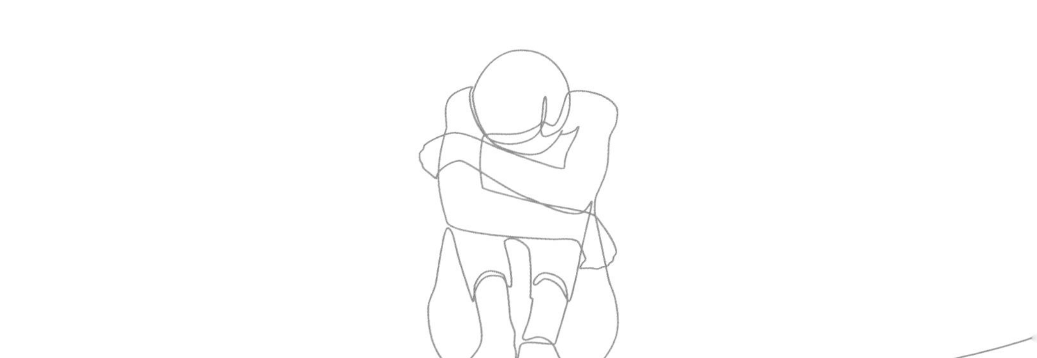

大家一開始都只會訴說
「肩膀僵硬」、「腰痛」等問題，
但是接著詢問
「大概是肩膀／腰部的哪邊呢？」
「什麼時候開始感覺疼痛？大概是哪種痛感？」，
就會得到這樣的答案。

「全身都在痛」

光是這樣的一句話
就能知道患者有多麼地痛苦，
明明很不舒服，
卻努力裝成沒事一樣。

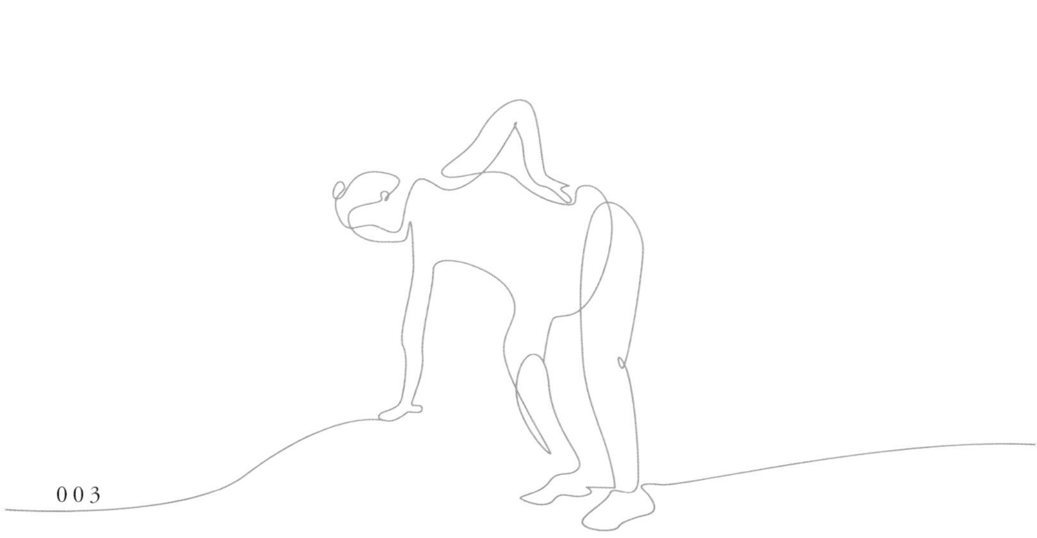

再怎麼感到疼痛，
卻因「不能給身邊的人帶來麻煩」而萬般忍耐，
總是將自己的身體狀況擺最後。

這種毛病去了醫院還是治不好，
而且因為沒有流血也沒有傷口，
根本不會有人注意到。
即使想找人發發牢騷，
也會覺得「大家都有各自的煩惱和苦衷」，
而變得難以開口。

多虧了幫數萬名患者看診的經驗，
我才能清楚地了解
這些患者是如何奮力地維持生活。

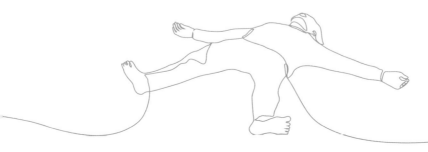

正因為如此，
我才想幫助患者立即緩解症狀，
並希望那些身心狀態因病而改變的患者們，
能夠先喘口氣。

「身體真的很不舒服，今天還被人用力撞了一下……」
「心好累，身體好痛，止痛劑的劑量愈用愈兇。」
「早上醒來時，感覺身體像是生了根一樣，沉重得無法爬起來。」
「如果沒有這樣的症狀，我也能更加享受人生的。」
「為什麼每次都是我……」
希望他們不要再有這樣的困擾了。

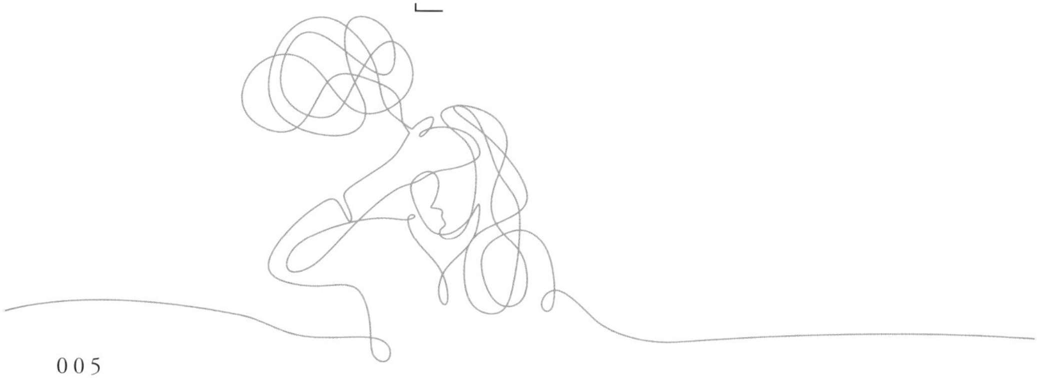

立下志願之後也過了20年以上，
在各式各樣的症狀療程中，
我彙整出一套自我保健的方法，
就是「僵硬肌舒緩操」。

集結於這套體操中的每個動作
都只要1分鐘左右就能輕鬆完成，
並且都能有立竿見影的效果！

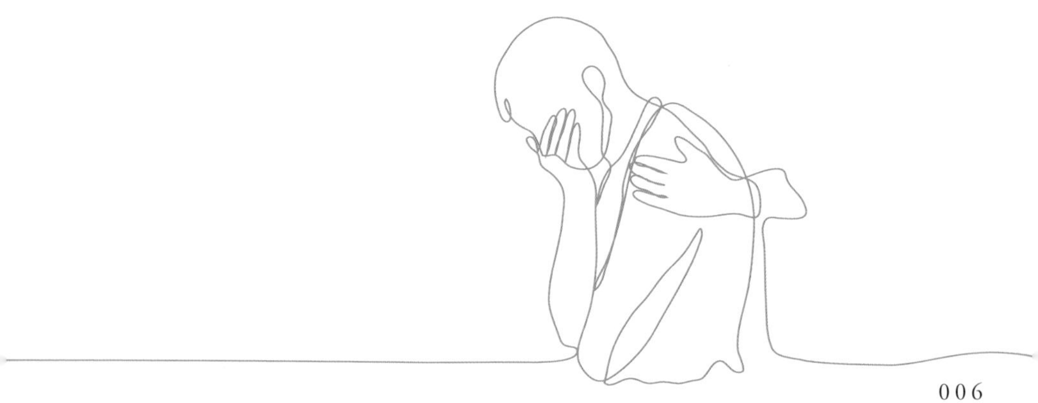

我過去仔細觀察來院治療的患者，
所獲得之寶貴經驗都收錄於本書中。
希望藉此能幫助那些
因疼痛和不適而無法言說的人。

僅憑我的三言兩語實在難以表達
這些人的痛苦及改善過程，
因此，就向各位介紹某位患者的療程吧。

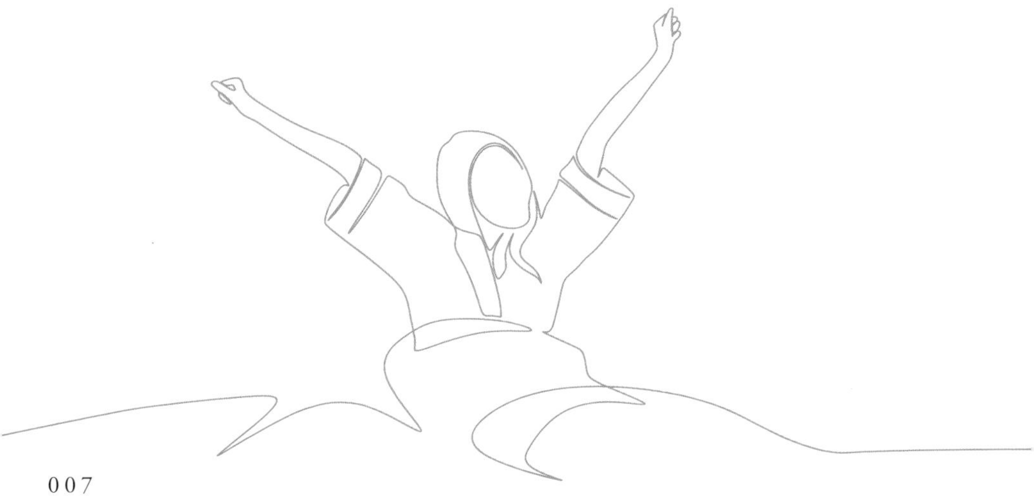

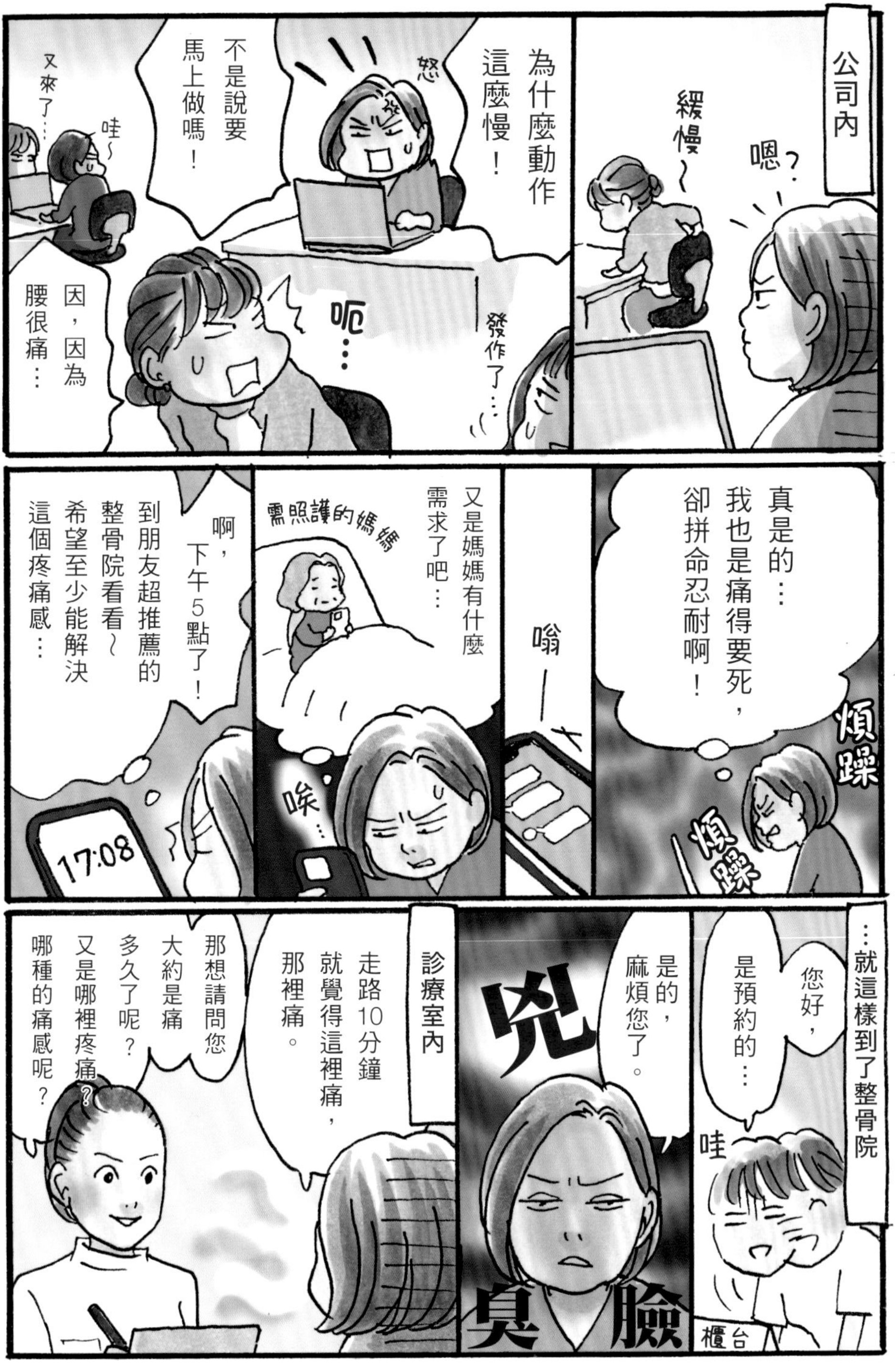
公司內
嗯？
緩慢～
為什麼動作這麼慢！
怒
發
不是說要馬上做嗎！
又來了…
哇～
呃…
因，因為腰很痛…
發作了…
真是的…我也是痛得要死，卻拚命忍耐啊！
煩躁
煩躁
嗡—
又是媽媽有什麼需求了吧…
需照護的媽媽
唉…
啊，下午5點了！
到朋友超推薦的整骨院看看～希望至少能解決這個疼痛感…
17:08
…就這樣到了整骨院
您好，是預約的…
哇
櫃台
是的，麻煩您了。
兇
臭臉
診療室內
走路10分鐘就覺得這裡痛，那裡痛。
那想請問您大約是痛多久了呢？又是哪裡疼痛？哪種的痛感呢？

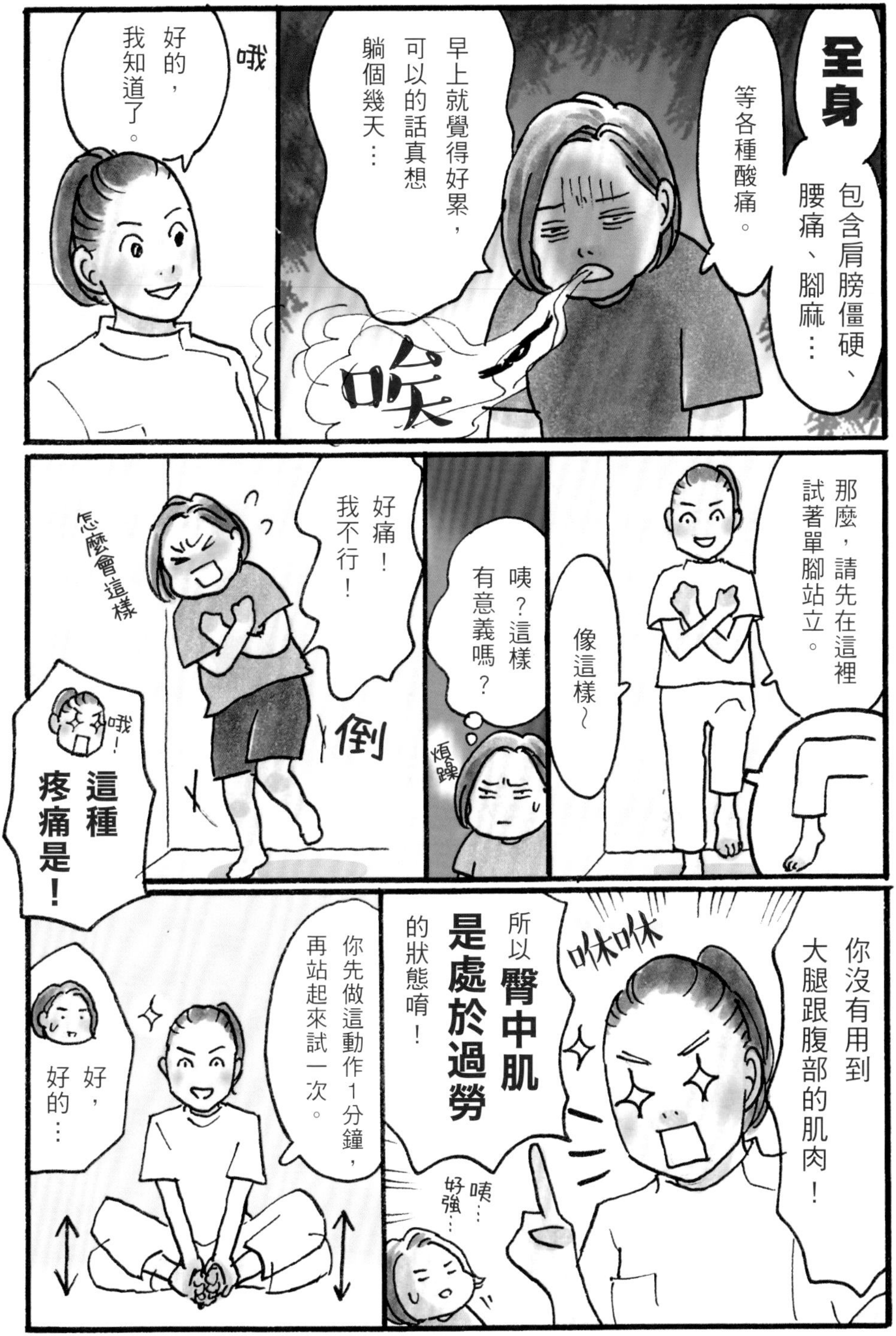
全身
包含肩膀僵硬、腰痛、腳麻⋯
等各種酸痛。
早上就覺得好累，可以的話真想躺個幾天⋯
唉
哦
好的，我知道了。
那麼，請先在這裡試著單腳站立。
像這樣～
咦？這樣有意義嗎？
煩躁
好痛！我不行！
倒
怎麼會這樣
哦！
這種疼痛是！
你沒有用到大腿跟腹部的肌肉！
咻咻
所以臀中肌是處於過勞的狀態唷！
咦⋯好強⋯
你先做這動作1分鐘，再站起來試一次。
好，好的⋯

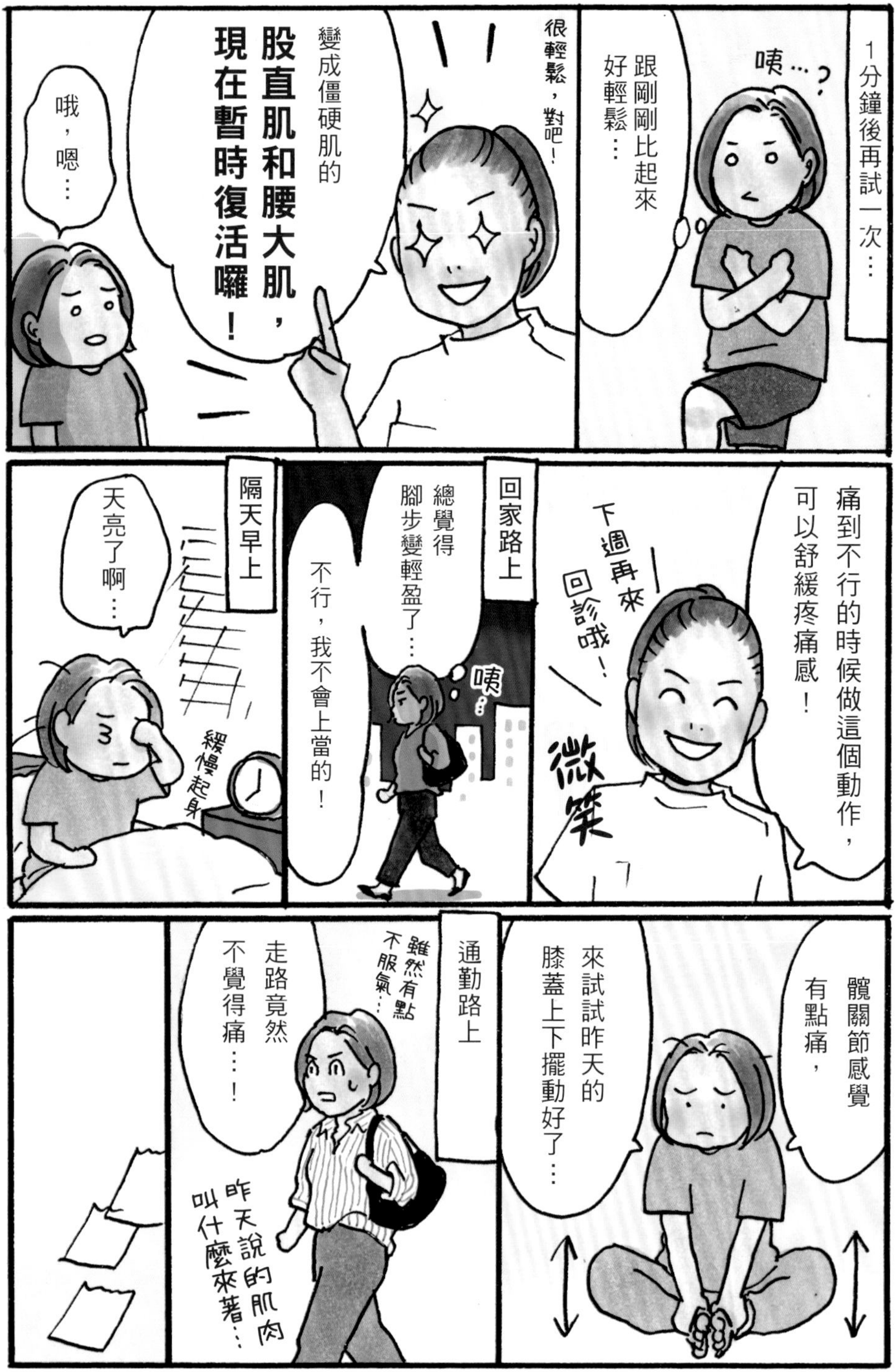
1分鐘後再試一次……
咦…？
跟剛剛比起來好輕鬆……
很輕鬆，對吧！
變成僵硬肌的股直肌和腰大肌，現在暫時復活囉！
哦，嗯……
痛到不行的時候做這個動作，可以舒緩疼痛感！
下週再來回診哦！
微笑
回家路上
總覺得腳步變輕盈了……
咦…
不行，我不會上當的！
隔天早上
天亮了啊……
緩慢起身
髖關節感覺有點痛，
來試試昨天的膝蓋上下擺動好了……
通勤路上
雖然有點不服氣…
走路竟然不覺得痛……！
昨天說的肌肉叫什麼來著……

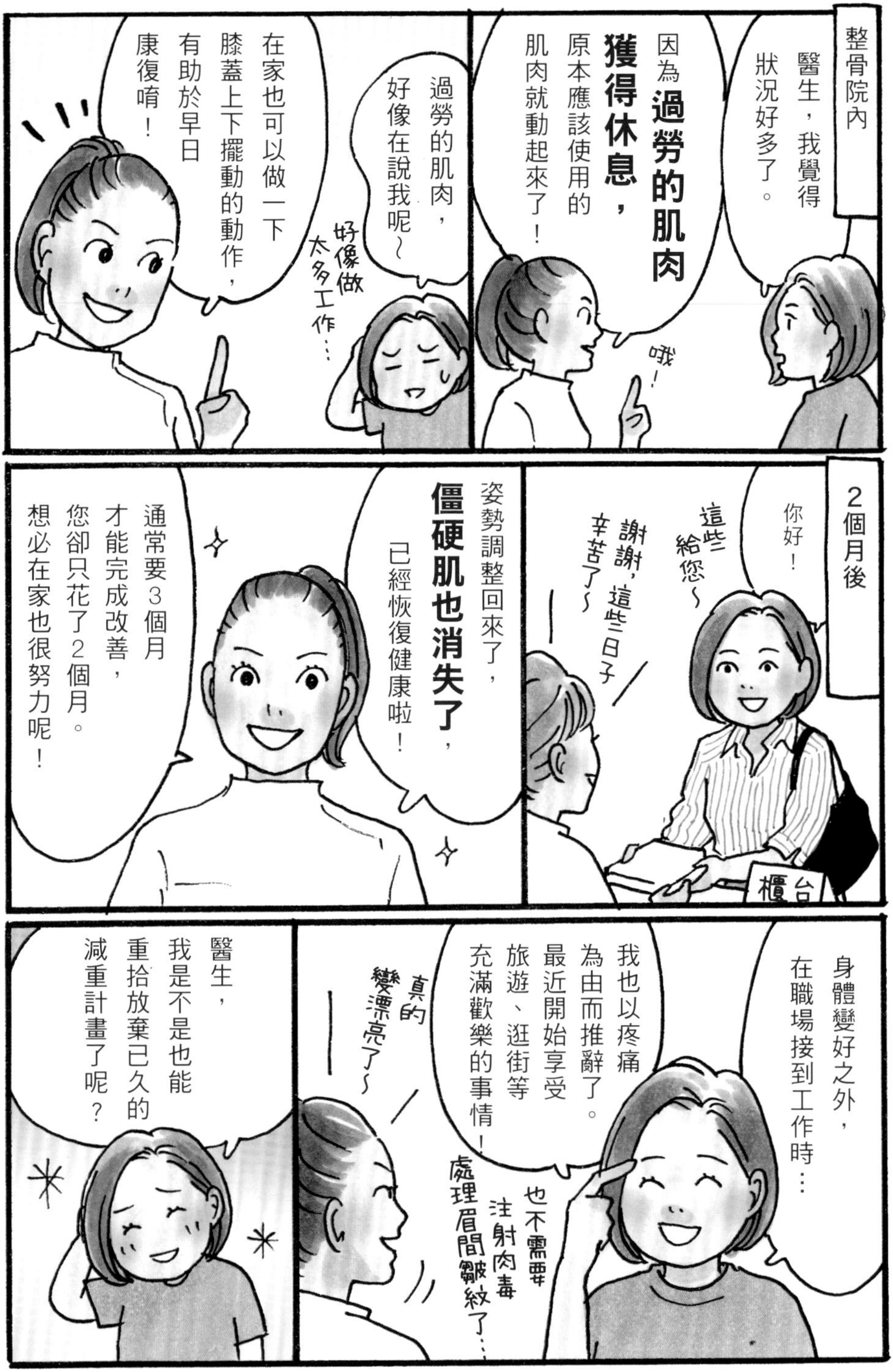
整骨院內
醫生，我覺得狀況好多了。
因為**過勞的肌肉獲得休息，**原本應該使用的肌肉就動起來了！
哦！
過勞的肌肉，好像在說我呢～
好像做太多工作…
在家也可以做一下膝蓋上下擺動的動作，有助於早日康復唷！
2個月後
你好！
這些給您～
謝謝，這些日子辛苦了～
櫃台
姿勢調整回來了，**僵硬肌也消失了，**已經恢復健康啦！
通常要3個月才能完成改善，您卻只花了2個月。想必在家也很努力呢！
身體變好之外，在職場接到工作時…
我也以疼痛為由而推辭了。最近開始享受旅遊、逛街等充滿歡樂的事情！
也不需要注射肉毒處理眉間皺紋了…
真的變漂亮了～
醫生，我是不是也能重拾放棄已久的減重計畫了呢？

Contents

034

Chapter 2

令人無法施力的疼痛

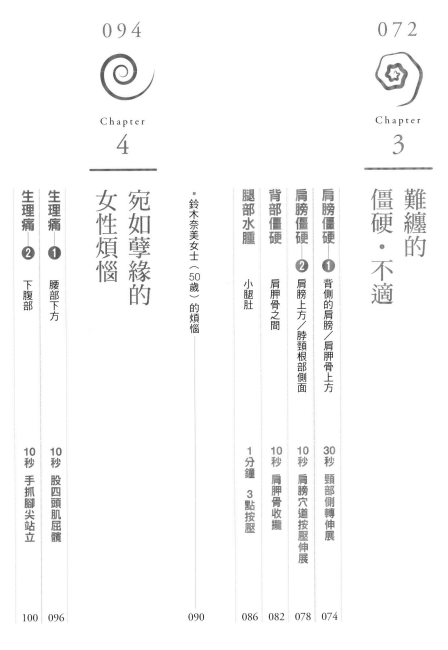

Staff

內文設計●花平和子（久米事務所）
插圖●近藤やす子
攝影●金田邦男
模特兒●須藤響（SATORUJAPAN）
妝髮造型●梅澤優子
撰文協力●土橋彩梨紗

Chapter 1

為什麼身體的狀況
不能一直忍耐？

為什麼無論我做什麼，都無法消除疼痛和不適感呢？

不斷地忍耐，直到覺得「真的無法再忍了……」才下定決心去醫院。候診時間花了數小時，終於輪到自己時，診療卻僅僅花了5分鐘，甚至連醫生的眼神都沒有交匯。告訴醫生「我腳很痛」，對方只是隨意瞥了一眼我的鞋子，便判斷是「年紀大了」的原因。最終，檢查結果顯示沒有異常。那我如此大費周章跑醫院的時間和精力，究竟是為了什麼呢……

在無計可施的情況下，我只好去按摩和整復。雖然當時感覺挺舒服，但效果卻不持久。而且，工作和家務不能因為腳痛而停下，拖延只會讓事情愈來愈多，時間也不等人。最後，只能無奈地吞下止痛藥。

「為什麼我的身體會這麼差呢？」

本書的讀者，對於上述情況應該心有戚戚焉吧。嘗試很多方法都沒辦法消除身體的病痛，真的很折磨人。

聽完患者的敘述，並確認身體狀態後，我經常會說：「如果肌肉能說話，它們一定是在生氣地抗議！」

感覺到疼痛，卻在X光檢查中看不出異常；感到不適，血液檢查卻也找不到特定原因，甚至沒有特效藥可用。在這種情況下，很多時候是肌肉在無聲地發出悲鳴。

肌肉非常善於忍耐的祕密

不同部位的耐痛程度可能有所不同，但一般來說，肌肉不會在沒有受到不當對待的情況下感到疼痛。舉例來說，當我們突然搬運超出自身能力的重物時，便會引起「肌肉痠痛」。又或者，長時間進行文書工作到達極限時，肩膀因緊張而出現「僵硬」。這些情況，大家都能理解吧。這種疼痛其實是「異常」的信號，提醒我們如果繼續這樣下去，將會損害肌肉組織。

雖然肌肉會透過疼痛和僵硬發出信號，但它不會立即發出悲鳴。因為如果稍微活動一下就感到肌肉痛，我們將無法維持日常生活。

僵硬動作造成的身體失衡

我們的身體有個特性是會逐漸習慣些微的變化。例如，若每天背部彎曲1公分，最終形成駝背，身體也會慢慢適應這種駝背的狀態。

「已經想不起來是什麼時候開始覺得疼痛和不舒服了。」

常常聽到患者這樣反映，這是因為手腕位置和脖子的弧度逐漸偏離正常，髖關節的可活動範圍也愈來愈狹窄。在不知不覺中，這些變化會逐漸增加肌肉的負擔。

被慢慢逼到絕境的肌肉無法大聲求救，只會變得僵硬或弱化。若不斷累積這種「僵硬動作」，最終就會導致所謂「原因不明」的疼痛和不適。

其實，許多日常生活中的僵硬動作只需稍加留意就能避免。例如，不要倚靠在柔軟的沙發上，並在看手機時保持正確的姿勢，這些都並不困難。

即便如此，仍有許多人不斷重複僵硬的動作，因為他們錯誤地認為這樣能讓身體感到比較輕鬆。

日常動作的累積，造成疼痛與不適。

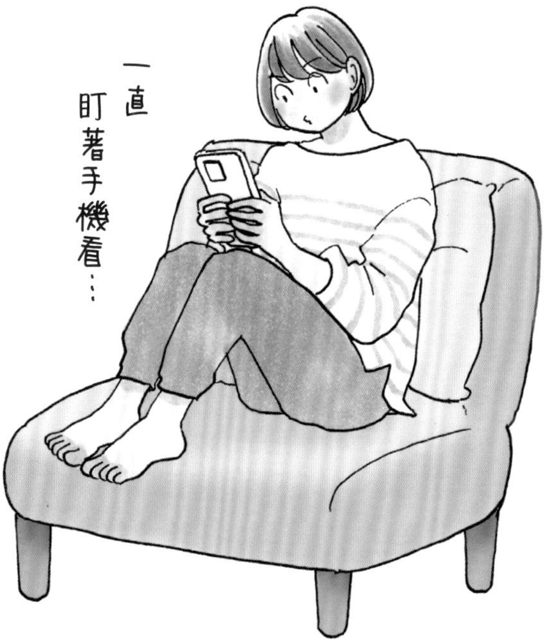

僵硬動作累積而產生的「僵硬肌」是什麼呢？

上一節提到，僵硬動作是損害身體的主要原因。舉個例子，當我們在辦公桌前工作時，如果因為「收下巴會覺得不舒服」而將下巴往前伸，久而久之，身體就會將這個動作默認為「正確位置」。

還有，請患者將「左右兩支手臂伸直」時，大多數人的其中一支手臂都會比較下沉，或是肩膀比較突出。大家可能會認為自己兩側是水平的，但實際上，由於長期累積的「僵硬動作」，兩側無法真正達到水平，而身體卻誤以為這種歪斜的狀態是正常的。

這個狀態也稱為「本體感覺的落差」。

當本體感覺與實際狀態產生落差時，就難以擺脫僵硬的動作。在長期反覆執行這些僵硬動作的過程中，身體某些部位除了維持自身的功能外，還需協助其他部位，使得肌肉陷入過勞狀態。

這些過勞的肌肉，就是「僵硬肌」。

與此同時，也會造成某部分的肌肉失去作用而逐漸衰弱。兩者都會使身體機能失去平衡，進而產生各種的病痛及不適。而且，最棘手的還是找不到問題發生的原因。

當身體對位置的感覺與現實有落差時，就代表身體某處肌肉正在僵化或弱化。

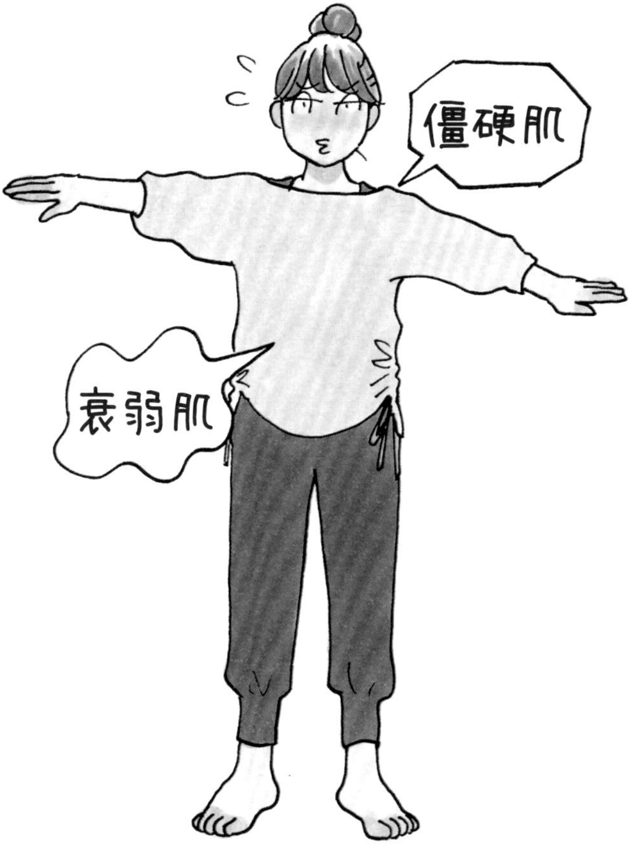

為什麼「僵硬肌」會造成無法根治的疼痛及不適？

肩膀僵硬的狀況雖然能得到暫時的緩解，卻無法徹底根除，讓人非常煎熬。這其實就是僵硬肌在搞鬼。舉例來說，看手機的時候如果能挺直背脊，讓脖子維持在正確的位置，就能由骨骼來支撐頭部與身體的重量。如此一來，肌肉只需要支撐最低限度的重量。

然而，如果呈現駝背或下巴突出的姿勢，原本由骨骼支撐的肩膀和背部等大部分肌肉的重量，就會集中在某一部分肌肉上。

其他被認為「治不好」的疼痛和不適，往往也可能是因為某處的僵硬肌在作祟。例如，當感到「肩膀僵硬」時，如果不修正造成問題的僵硬動作，再怎麼揉捏變硬的肌肉也無法消除根本的僵硬。這就是為什麼這種疼痛及不適可以暫時緩解，卻無法根治。

聽起來好像有點可怕，但我想傳達的事情其實很單純。

「僵硬肌舒緩操」不僅能立即舒緩引起疼痛和不適的僵硬肌，持續練習的習慣，還能自然降低僵硬動作的頻率。本書集結的體操動作都是精心設計過的，能實際感受到身體的積極變化，請各位放心地跟著練習。

舒緩僵硬肌之後，症狀立即減輕了！

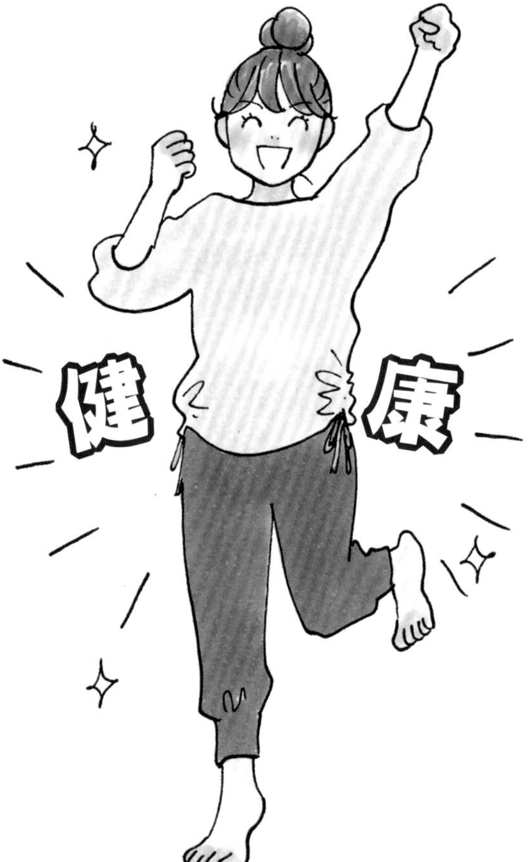

可怕的僵硬肌，甚至會影響大腦判斷

在因嚴重身體狀況而來院就診的患者中，如果他們有長期忍耐疼痛的習慣，通常會有一個共通點。

雖然這樣說有點失禮，但就是看起來「有點可怕」，給人一種難以親近的印象。重新檢視病歷的時候，也會讓我想起許多患者沉默寡言且表情僵硬的模樣。

不過，仔細想想，這其實是很自然的。

長期以來忍受痛苦的症狀，卻從未有人真切地關心過。儘管辛苦，也依然忍耐著，努力堅持到現在。其實我自己也是，經歷過無數次極其艱辛的時刻，但因為沒有實際的受傷或流血，所以也沒有人關心過我。

當疼痛和不適感持續不斷或症狀嚴重時，往往會逐漸失去耐性，難以照顧到身邊人的情緒。這樣的情況若持續下去，腦海中會漸漸被症狀佔據，表情也容易不知不覺變得陰鬱。在這種難以親切對待他人的狀態下，自然也不會得到溫柔的對待，反而只會感受到更多的辛苦和不適。

患者在接受診治，並持續以「僵硬肌舒緩操」進行自我護理後，隨著身體症狀緩解，整個人的氛圍也會變得柔和起來，甚至會向我打招呼並給予關心。像這樣輕鬆帶來積極的變化，就是僵硬肌舒緩操的好處。

僵硬肌的問題甚至
會導致人際關係變差！

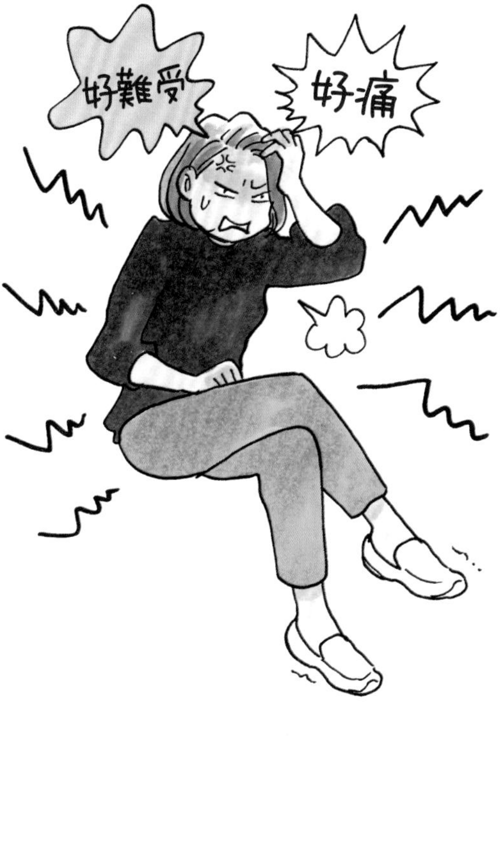

訣竅在這裡！

僵硬肌舒緩操

1

了解疼痛和不適的
原因及其相關部位

雖然前面提到，造成疼痛和不適的僵硬肌不容易識別，但透過僵硬肌舒緩操，有一個讓大家都能找到問題所在的好方法，那就是「無法順利完成的動作」。

拿取高處的物品、直膝彎腰、坐在椅子上往後轉等以前能輕鬆完成的動作，現在卻無法順利進行。這是因為身體缺乏大幅度的動作，導致某些肌肉僵化，進而妨礙了身體的正常活動。

請大家試著將雙臂向正上方舉起。如果能做到這個動作，真的是非常棒！來到我們整骨院的患者，幾乎都只能把手臂舉到胸前。原本應該靈活的肩膀變僵硬了，兩側肩胛骨之間的菱形肌和胸部的肌肉等部位也變成了僵硬肌。

無法做到往前彎腰或回頭等動作，其實對日常生活沒什麼大礙。不過，正因如此，這些動作的能力會逐漸退化。即使是看似無關緊要的動作，一旦無法做到，就會在某些部位產生過勞的僵硬肌，進而成為疼痛或不適的根源。

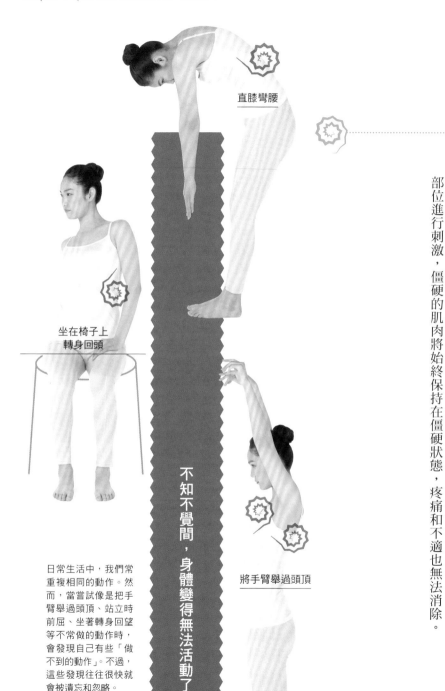

不知不覺間，身體變得無法活動了

很遺憾，由此產生的僵硬肌並不會在日常生活中自動緩解。如果不對特定部位進行刺激，僵硬的肌肉將始終保持在僵硬狀態，疼痛和不適也無法消除。

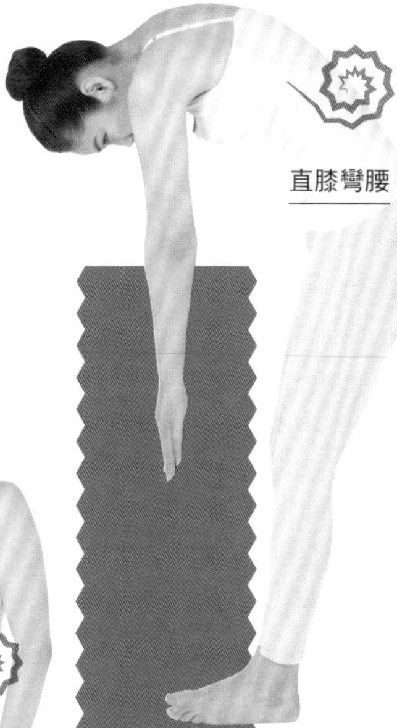

直膝彎腰

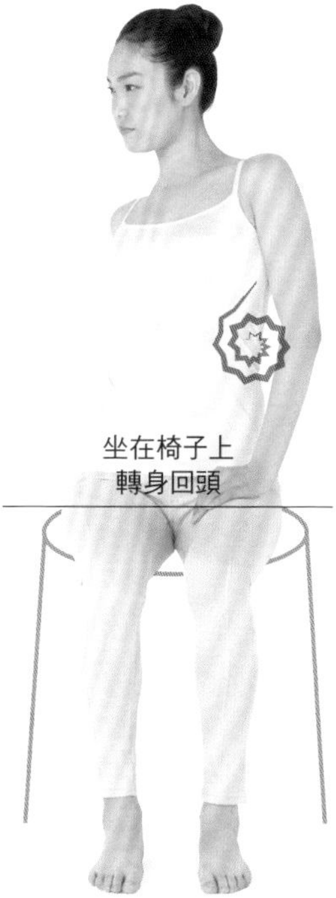

坐在椅子上
轉身回頭

將手臂舉過頭頂

日常生活中，我們常重複相同的動作。然而，當嘗試像是把手臂舉過頭頂、站立時前屈、坐著轉身回望等不常做的動作時，會發現自己有些「做不到的動作」。不過，這些發現往往很快就會被遺忘和忽略。

訣竅在這裡！

僵硬肌舒緩操

2

透過精挑細選的舒緩方式，最快只要10秒，對疼痛及不適立即見效

上一節提到，僵硬肌無法在日常生活中自然舒展。那麼，我們應該怎麼做呢？

僵硬肌讓人困擾的其中一點是，疼痛和不適的部位不一定就是問題的根源。例如，許多因為「生理痛很不舒服」而來院求診的病患，都有股四頭肌僵硬的問題。即使患部與僵硬肌位於相同位置，如果沒有在伸展、按壓、拉伸等方式中選擇最合適的刺激方式，也難以順利地將其舒展開來。

而且，在進行自我護理時，準確刺激到肌肉、骨骼、神經和血管等正確位置也有一定的難度。如果動作複雜且需要前置準備，往往會讓人更難提起興致做操。

接下來要介紹的僵硬肌舒緩操，大多只需10秒鐘，就能快速且有效地緩解疼痛和不適。這是我發現可以在短時間內輕鬆獨自完成的最有效刺激方法。當感受到疼痛與不適時，自然無法做一些令人疲憊、麻煩或耗時的事情。僵硬肌

哪些肌肉容易變成僵硬肌呢？

舒緩操正是考慮到患者的心境而精心設計的自我護理方法。

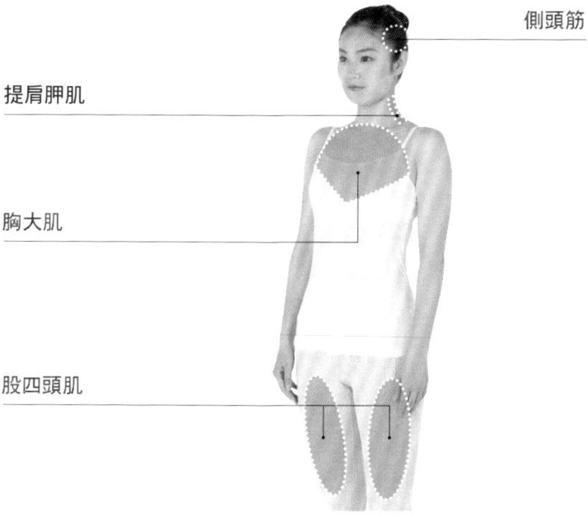

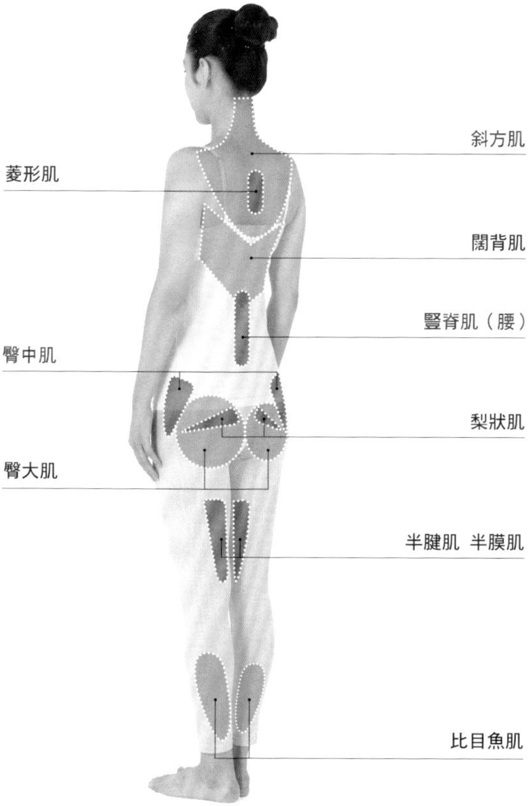

大家可能會對上述提到的肌肉名稱都不太熟悉，其中許多肌肉與不常使用的動作有關，例如手臂和腿的大幅度運動，或是軀幹和脖子的轉動。此外，也與姿勢不平衡的問題密切相關。

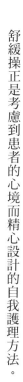

僵硬肌舒緩操 3

將身體切換到恢復模式，輕鬆遠離不適感

來院檢查的患者之中，愈忍耐疼痛過生活的人，就愈無法詳述自己的症狀。大概是只能說出「肩膀僵硬」、「腰痛」的程度。而且，因為長時間病痛纏身，對於治療已經是半放棄的狀態，甚至帶點否定的態度。尤其高齡的患者，更容易有這種傾向。

對於數十年來都認為「治不好」或「會變得更糟」的患者來說，要在短時間內改善他們的身體並不容易。就算在當下感覺治好了，若身體的使用方式沒有改變，那症狀100%會復發。最後我都會和病患說「身體一定會改變的」，並請他們在現場感受一下。

肩膀僵硬的患者，如果確認是因為提肩胛肌僵化造成，那我會先和患者說明「肩膀僵硬是頸部的提肩胛肌變成『僵硬肌』的關係」，並請他們試著左右轉動脖子。

接著，要請他們記住脖子轉動的角度，一起實踐「頸部側轉伸展」的動

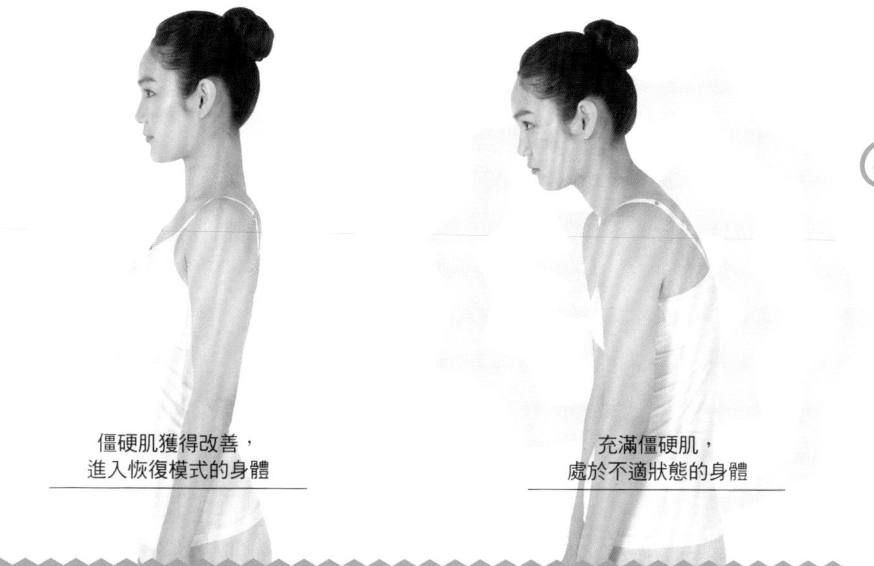

僵硬肌獲得改善，
進入恢復模式的身體

充滿僵硬肌，
處於不適狀態的身體

將處於不適狀態的身體轉變為恢復模式

作。這個動作除了能舒緩肩膀僵硬的症狀，還讓頸部更大幅地左右轉動，使頸部扭轉的角度產生變化。

「舒緩症狀」＋「做到原本做不到的事」，對患者來說效果非常顯著。我親眼見過好幾次，患者的表情瞬間變得柔和許多，許多人也開始認真地面對自己的身體狀況。

當我告訴患者「只要繼續這樣做，身體一定會改變」時，他們的笑容讓我充滿期待，或許我還能為此繼續診療工作20年以上。

當症狀的根源消除後，身體也會切換至恢復模式，自然就能擺脫疼痛及不適感。

Chapter 2

令人無法施力的
疼痛

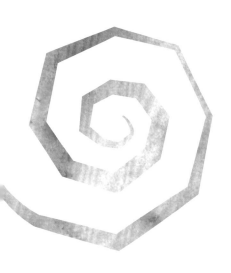

腰痛…1

腰部正中央
骨盆上方

因疼痛頻率太高而提不起勁做任何事

無論是站著、坐著還是仰躺，都會感到疼痛。當身體前傾、半蹲或彎腰，甚至在站起來時，疼痛感尤為強烈。因此，工作及做家事時會漸漸覺得提不起勁，做任何事都無法全力以赴。而且，因為擔心腰痛，像是透過火車及車輛移動，或是看電影及旅行等需要長時間坐下或站立的活動，也都盡量避掉了。還有不少人會陷入想把工作和家事做得更好，心有餘卻力不足的自責情緒之中。真的是令人不安，又痛苦的經歷。

這種類型的腰痛，起因於長期維持身體前傾的姿勢。在進行文書工作或是

站著就覺得很辛苦

沒辦法好好穿鞋

沒辦法仰躺

來院患者中
75.6%
有此困擾！

做家事的時候，如果經常上半身前傾，會大幅減少脊椎（腰椎）左右扭轉的動作，使脊椎的可動範圍變狹窄。這樣一來，支撐著脊椎的豎脊肌（腰部）就會變得不易活動，且為了維持前傾姿勢的平衡而過度發力造成肌肉緊繃，最後導致腰痛。

長時間維持相同姿勢後要改變姿勢時，例如久坐之後站起，事先左右扭動上半身可以預防腰痛。還有，打開胸膛，腰部向後彎，伸展腹部前側，慢慢地呼吸，有助於減輕腰痛，請各位務必嘗試看看。

豎脊肌（腰部）
變僵硬的話…

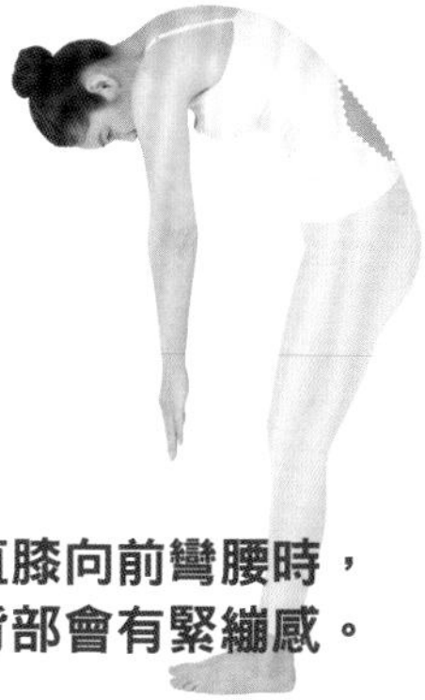

直膝向前彎腰時，背部會有緊繃感。

坐姿敬禮

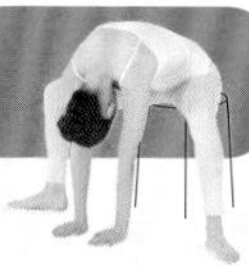

操作後…

快速 緩解疼痛

立即舒緩腰痛

- 身體前傾之後可以輕鬆回到原來的動作。
- 仰躺時將臀部抬起，也不會覺得痛。

透過持續練習 改善體質

1週之內就能夠拉直背肌。2個月後就能消除早晨起床時的疼痛。

對經年累月的腰痛也有效

相對於頸部及胸部，腰部的脊椎是更容易對動作產生限制的部位。集中改善這個部位的動作，是消除長期腰痛的關鍵。

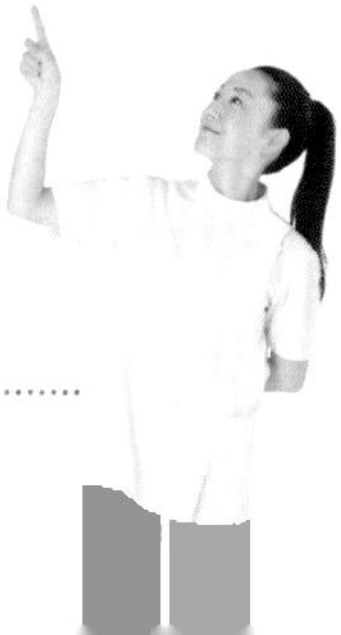

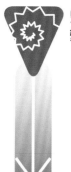

腰痛…①

腰部正中央／骨盆上方

坐姿敬禮

10秒

透過這個體操動作可以重新找回脊椎（腰椎）的前後活動度，並且放鬆僵化的豎脊肌。豎脊肌放鬆後，除了可以更輕鬆地支撐脊椎，還有拉直背肌，以及讓抬腿更輕鬆的效果。

速效等級

低 普通 高

How to

1 坐在椅子上

挺直背部，
坐在椅子上。
雙腳腳底緊貼地面。

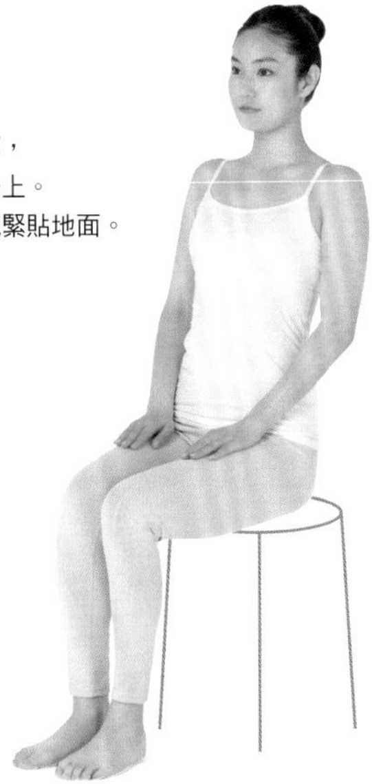

2 雙腿大幅張開

雙腿大幅地向左右張開。
雙腳腳底不要離開地面。

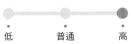

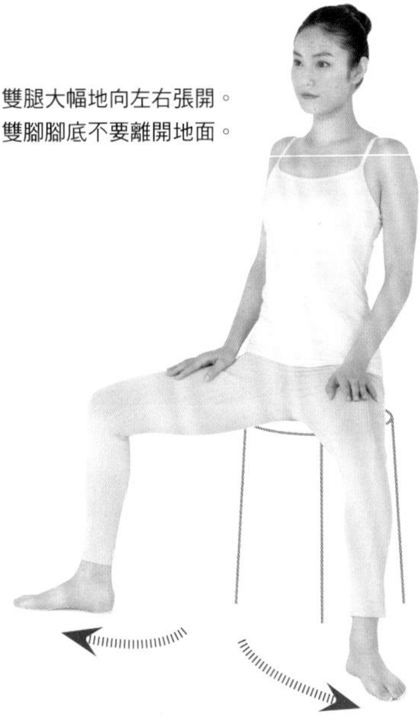

3 上半身向下彎

上半身向下彎，
呈現彷彿在查看
椅面底部的姿勢。

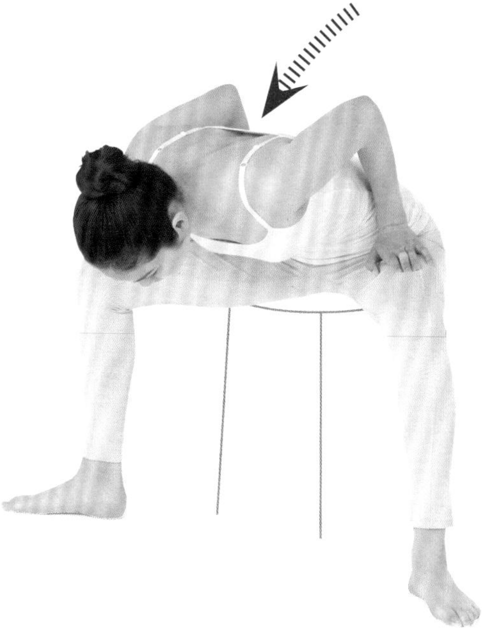

4 手摸地板

維持查看椅面底部的姿勢，手心摸地面。
自然地呼吸3次後，回到原來的姿勢。

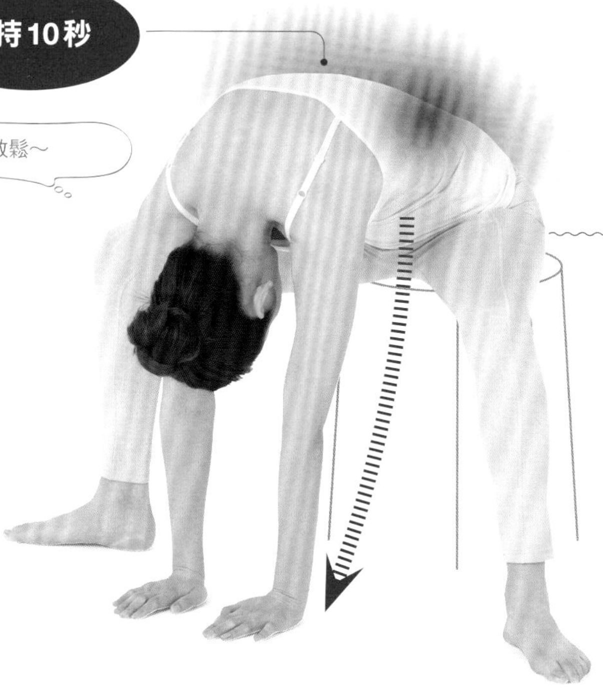

NG

臀部離開椅子

臀部離開椅子的話會降低放鬆豎脊肌的效果。如果坐姿沒辦法手心碰地的話，可以調整成手指碰地板。

腰痛…2

骨盆正中央 薦髂關節

身體一動就覺得刺痛

站起來、坐下、抬起物品時，腰部都會突然感到一陣刺痛。想要努力撐住卻痛到使不上力，覺得好像站不起來。甚至有人彎腰就覺得很痛，連上廁所和打掃都成了一道難題，原本瞬間就能完成的動作，也變得遲緩。還有患者因為刺痛感太強烈了，幾乎是爬著來到整骨院。

上述問題的原因就在於薦髂關節的活動度變差。骨盆正中間的薦椎左右兩側，是蝴蝶形狀的髂骨，連接薦椎和髂骨的關節，就稱為薦髂關節。薦髂關節會將步行時足部接收到的衝擊力傳遞到大腿的大腿骨及髂骨，並將其吸收。薦

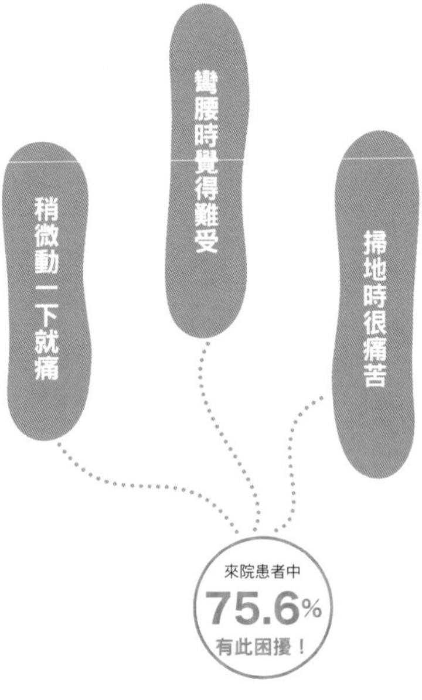
彎腰時覺得難受
稍微動一下就痛
掃地時很痛苦
來院患者中
75.6%
有此困擾！

骼關節活動不良的話，衝擊力會轉移到腰、腿、腳底累積負擔並產生疼痛。根據研究顯示，薦骼關節只有「2㎜的活動範圍」，因為原本的活動度就很微小，不能動的話會更棘手。如果常做身體前傾、重心放在單腳、腰部彎曲以骼骨部分坐下的動作，薦骼關節就會變得難以活動。

這種時候，應該盡量養成習慣，坐下時以臀部及大腿交界處的坐骨支撐身體。常常把重心放在單腳的人則要試著留意，站著的時候臀部有沒有在身體的中心軸上。

薦骼關節
周邊僵化時…

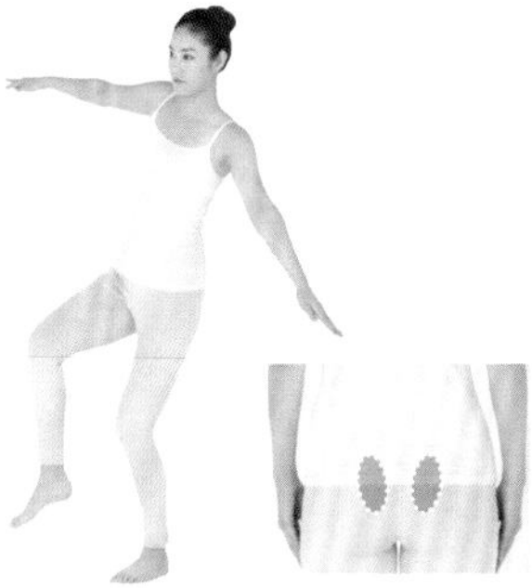

將大腿抬高，
單腳站立會不穩。

搖搖屁股

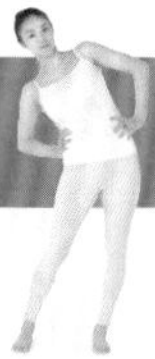

操作後…

快速 緩解疼痛

減輕身體活動時的腰痛
- 不用身體前傾就能站起來。
- 可以輕易地蹲下。

透過持續練習 改善體質

1週後就能感覺到腳步變輕快。持續2個月後，蹲下時就不會覺得快往後倒了，身體變得能夠穩定地出力。

對於穩固鬆動的骨盆非常有幫助

薦骼關節僵硬時，很有可能在打噴嚏等情況下就閃到腰。相反的，若薦骼關節活動度佳可以穩固骨盆，軀幹也會比較穩定。日常的儀態也會變得更優美唷。

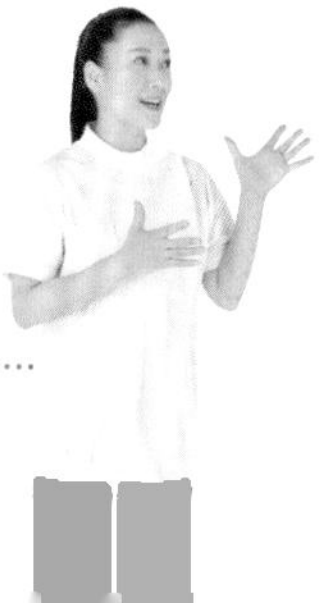

腰痛……②

骨盆正中央／薦髂關節

搖搖屁股

這個體操動作是透過搖屁股將身體的重心左右移動，找回薦椎及髂骨原本的活動度。除了能夠減輕腰部負擔，舒緩疼痛之外，起立、蹲下等日常動作也會變得更輕鬆。

10秒

速效等級

低　普通　高

How to

1 雙手插腰

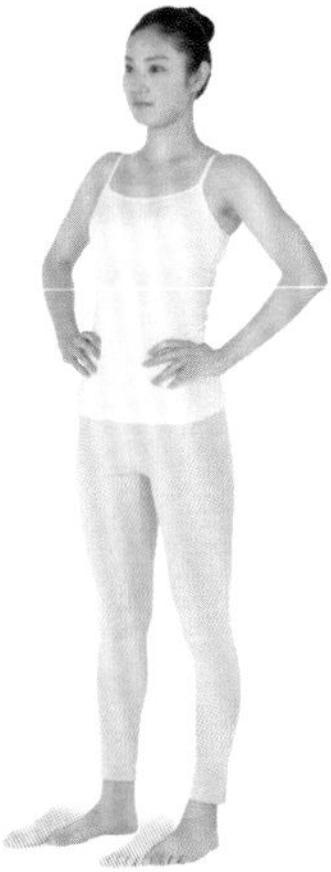

站立時雙腳張開與肩同寬，
將膝蓋打直。
雙手叉腰。

2 將髖關節向前推出

不是將腹部往前推，
而是推出髖關節。

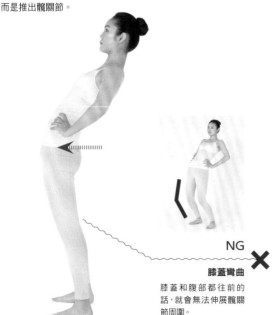

NG

膝蓋彎曲

膝蓋和腹部都往前的話，就會無法伸展髖關節周圍。

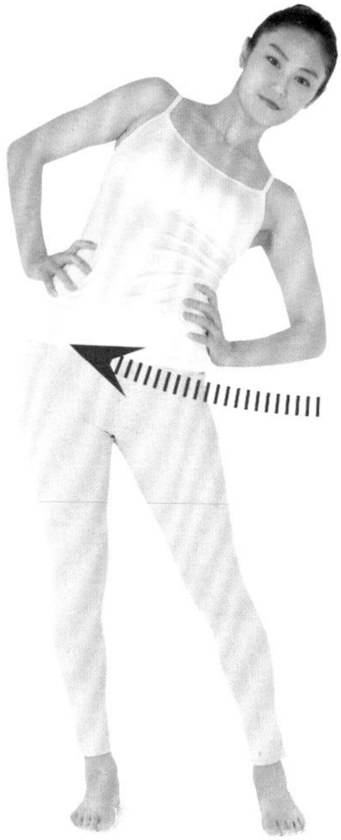

3 維持姿勢，骨盆向右

以髖關節前推的姿勢，將骨盆往右靠，
上半身向左傾斜。
大腿前側有伸展的感覺。

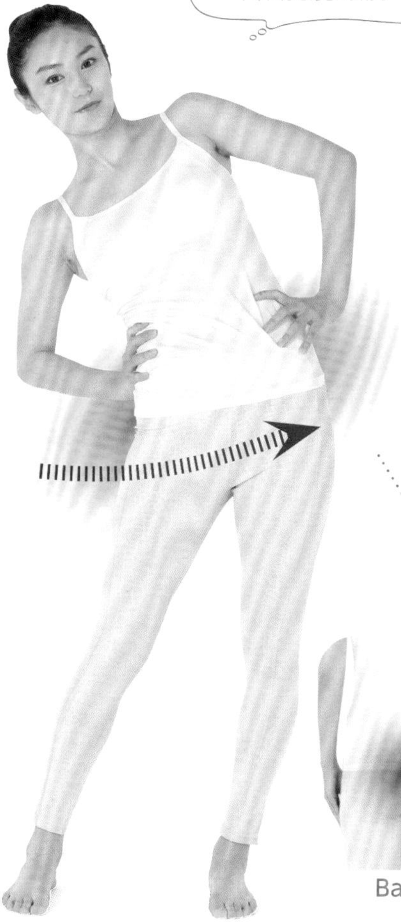

4 維持姿勢，骨盆向左

以髖關節前推的姿勢，將骨盆往左靠，
上半身向右傾斜。大腿前側保持伸展的感覺。

步驟3和步驟4
交互重複5次！

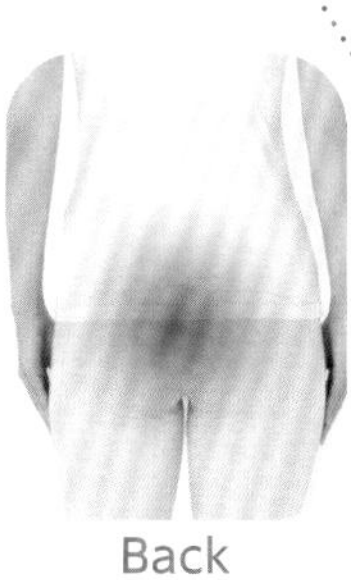

Back

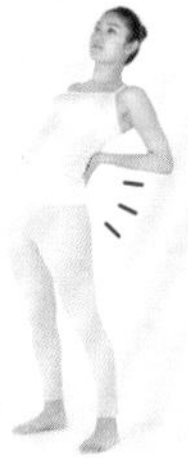

POINT
用手推背

頭痛…①

頭部兩側
太陽穴

咬緊牙關造成頭部肌肉持續處於僵硬狀態

因太陽穴周圍等以側頭部為中心引起的慢性頭痛，經常愁眉深鎖，離不開止痛藥的人其實不在少數。他們常常痛到沒辦法集中精神，工作和家事都做不好，雖然患者自述是「不擅長時間管理」，實際上卻是因為頭痛，導致工作效率低落。有時候不只是頭痛，還會併發肩膀僵硬、噁心想吐等症狀。側頭部、頸部、肩膀、手臂的肌肉和神經是相連的，所以手臂經常會過度用力。還有另一個特徵是，啃咬硬物時下顎容易疲累。

上述問題的原因在於，上下排牙齒之間的空隙不見了。牙齒經常接觸，或

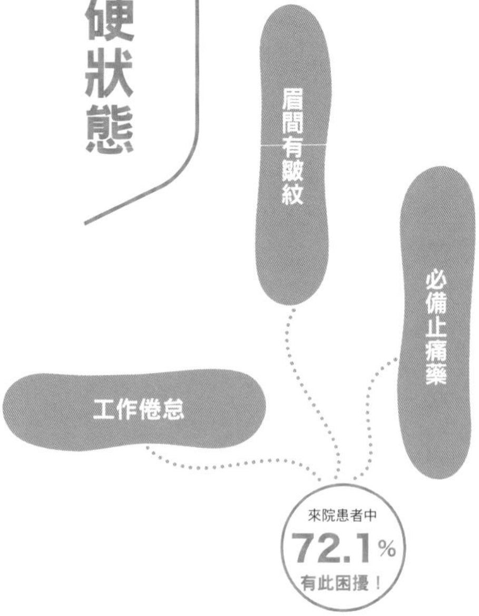
眉間有皺紋
必備止痛藥
工作倦怠
來院患者中
72.1%
有此困擾！

是有咬緊牙關的動作時，太陽穴所在的側頭肌就會因為用力過度而變得硬梆梆，側頭部緊繃也會產生疼痛感。平常容易緊張，或是經常需要一直低頭工作等，長時間維持同一個姿勢時，就容易產生上述症狀。

可以試著偶爾張大嘴巴，緩解緊張的情緒，重點在於讓上下排牙齒分開，維持一點空隙。為了時時提醒自己，進行文書作業時，也可以在電腦螢幕等醒目的地方貼上「不要咬牙」的小紙條。

側頭肌
僵硬時…

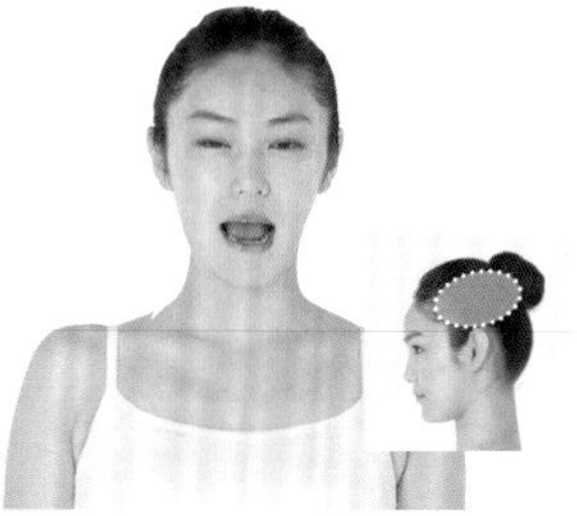

會有張嘴困難的問題。

放鬆太陽穴

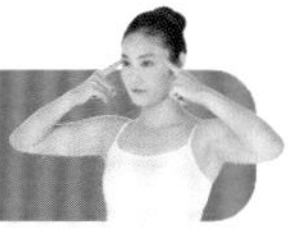

操作後…

快速 緩解疼痛

立即緩解疼痛
- 眼睛感覺放鬆。
- 嘴巴也可以輕鬆張開。

透過持續練習 改善體質

1週後就能在漱口時更容易地抬頭，也能輕鬆啃咬硬物。持續2個月後，就不會時常咬牙了。

頭部的緊繃感消失，與頭痛說再見

放鬆與耳部機能相關的側頭肌，可以舒緩頭部的緊繃感，偏頭痛、耳鳴、暈眩等耳部周圍的不是症狀都能獲得緩解。

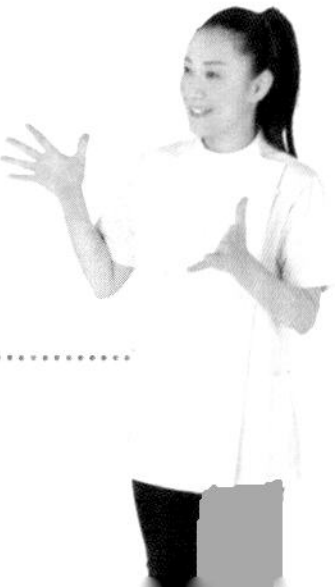

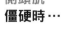

頭痛…1

放鬆太陽穴

頭部兩側／太陽穴

側頭肌的功能是將下顎抬起，幫助牙齒咬合。過度使用側頭肌造成肌肉僵硬的話，太陽穴周圍會產生緊繃感，進而導致頭痛。我們直接來幫側頭肌按摩放鬆，消除疼痛吧！

10秒

速效等級

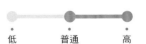

低　普通　高

How to

1 按壓眼尾外側

以食指按壓眼尾外側（太陽穴），用手指按下去會覺得舒服的地方。

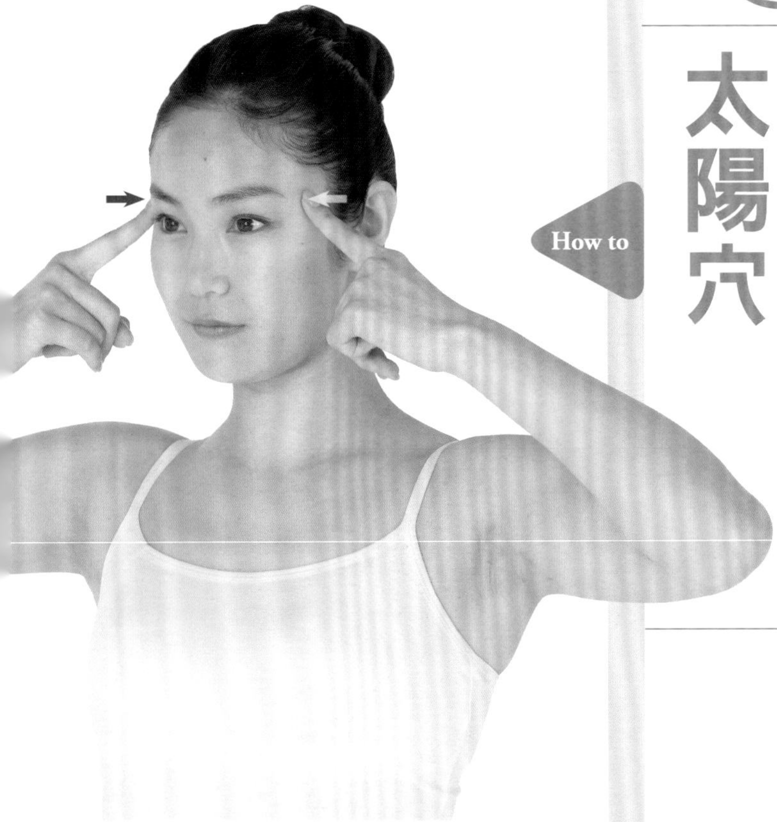

2 張開嘴，牙齒咬合

手指按壓太陽穴的同時，
張大嘴巴。
接著閉上嘴巴，牙齒咬緊。
手指壓住的部分會感覺到在鼓動。

重複5次

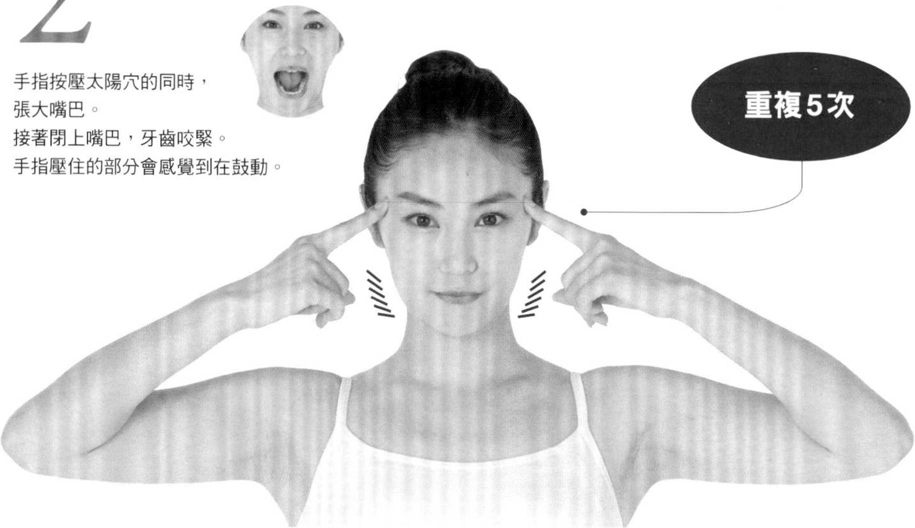

3 用手指幫助太陽穴活動

嘴巴閉起，上下排牙齒之間維持5mm左右的空隙，
用食指的指腹在太陽穴上畫圓，移動皮膚。
圓大約是10日圓硬幣的大小。

重複5次

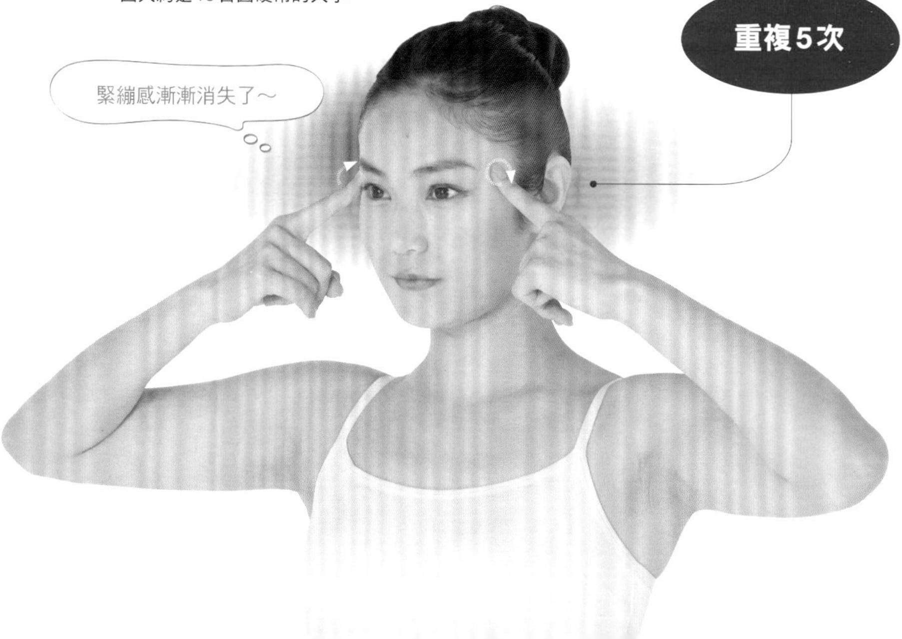

頭痛…②

頭部後方

眼睛疲勞及頸部僵硬引發的頭部後側疼痛

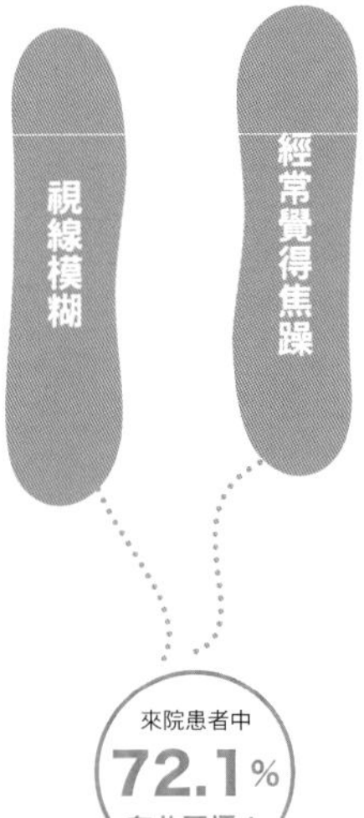

在頭痛症狀之中，頭部後側的疼痛極有可能和眼睛疲勞及頸部僵硬有關。持續以相同距離或是近距離觀看電腦螢幕或手機，或是眨眼次數變少的時候，頭部後側就有可能產生疼痛感。且頭部活動會感覺到刺痛。因為這種頭痛而容易感到焦躁的人，其實滿多的。

此外，還有許多人出現視力下降、眼睛模糊、從近處看向遠處時難以對焦等眼部不適的情況。因為持續的肩膀僵硬而感到頭痛的人也不在少數。

上述問題，是在看東西的時候，過度使用支撐頭部前後移動的枕下肌群及頭夾肌、頸夾肌所造成的。枕下肌群及頭夾肌、頸夾肌位於頭部後方與頸部的交界處，因此，若這部分的肌肉過勞，會使頭部後側產生疼痛感。躺下時就能舒緩疼痛，則是因為頭部的重量被釋放了。在東洋傳統醫學觀念中，掌管大腦視覺區的眼部穴位也是位於頭部後方與頸部的交界處，看來眼睛和頭部後方之間有著深厚的關聯。

在日常生活中，將電腦螢幕等經常觀看的物品放在臉部正前方，就能讓支撐並控制著頭部的枕下肌群及頭夾肌、頸夾肌獲得休息。

枕下肌群及頭夾肌、頸夾肌僵硬時…

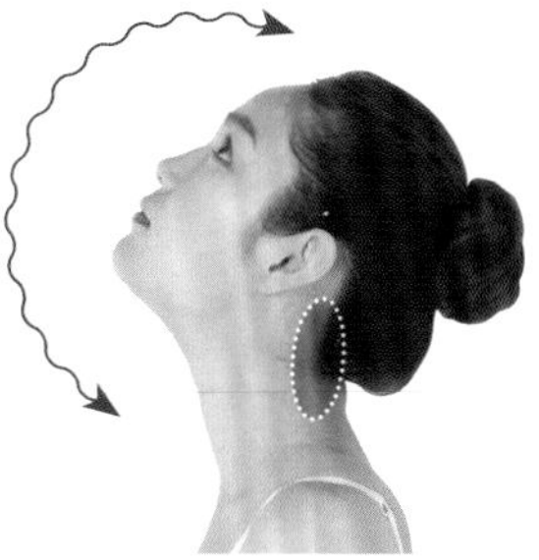

臉部很難上下轉動。

伸展後頸

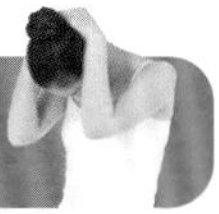

操作後…

快速 緩解疼痛

立即緩解頭部後方的疼痛
- 眼皮不再覺得沉重。
- 臉可以更容易地朝上看了。

透過持續練習 改善體質

1週後就能在起床時更容易地抬起頭。持續2個月後，會發現眼睛比較不容易累，工作狀態更好了。

調整頸部位置，解放頭部的重擔

這個自我護理的動作可以舒緩頭部後方至後頸的僵硬感，使頭部落在脊椎正上方，將頸部調整到正確的位置，進而使用最小的力量來支撐頭部。如此一來，呼吸會變得更順暢，也能消除頭部的沉重感。

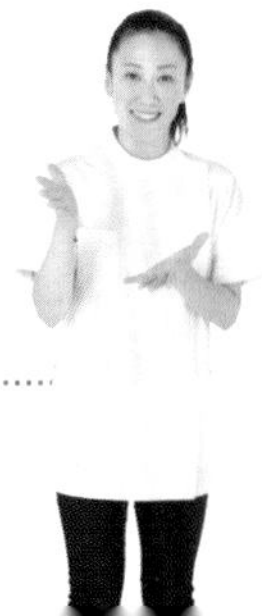

1

調整好姿勢，坐到椅子上

背部挺直，坐下來。臉朝向正前方。

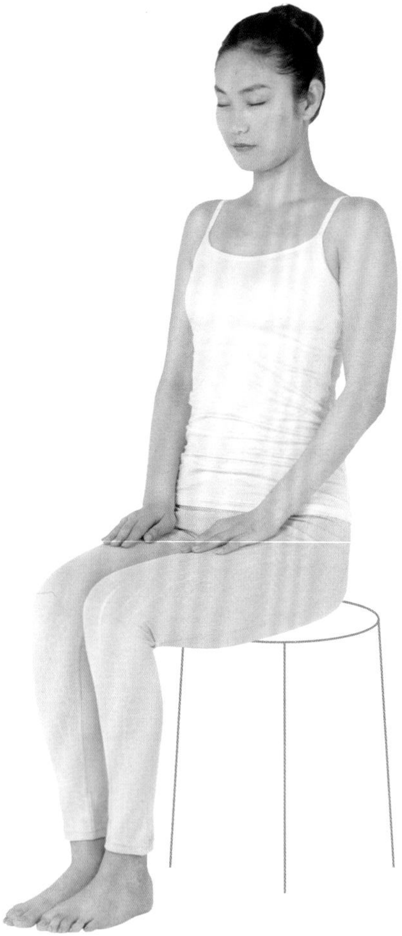

How to

這是連結頭部後方及頸部枕下肌群及頭夾肌、頸夾肌的伸展動作。透過放鬆僵硬的肌肉，能夠緩解頭部後側的疼痛感。頭部若能輕鬆的活動，支撐頭部時也會更容易，抬頭時也不需要肩膀出力了。

10秒

伸展後頸

頭痛…②

頭部後方

速效等級

低 普通 高

2 低頭臉朝下

眼睛閉起來，一邊深呼吸，
一邊低頭將臉朝下。

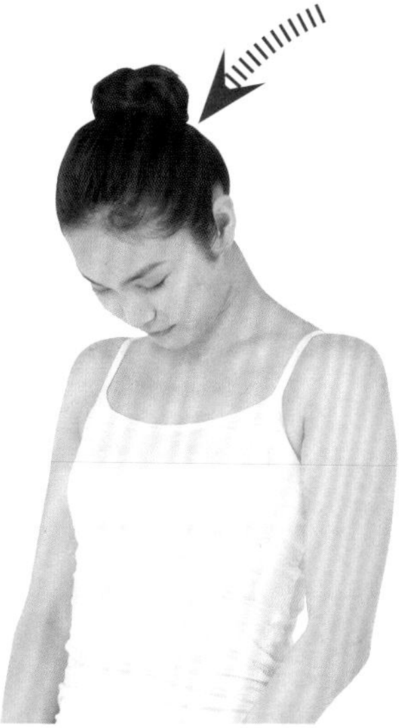

3 伸展後頸

雙手手指交叉壓住頭部後方，讓後頸慢慢地放鬆。
將下巴靠近喉嚨，停留3秒。

重複3次

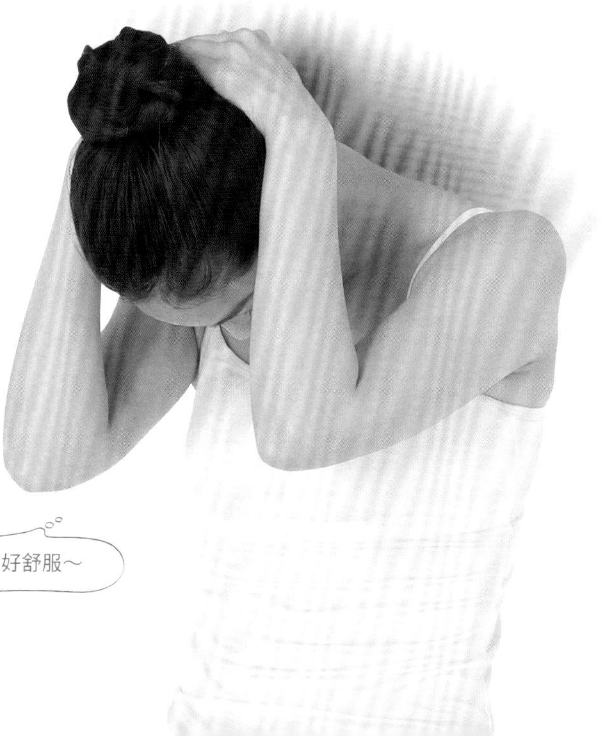

伸展的感覺好舒服～

頭痛…3

頭部前方～後方

原因出在覆蓋頭部的帽狀腱膜

令人在意的掉髮困擾

臉部有下垂傾向

來院患者中 72.1% 有此困擾！

這種類型的頭痛範圍在眉毛上方，由前額延伸至後腦杓。當頭髮扎起來時，頭皮會感到拉扯的疼痛，頭皮表面也會有針刺般的刺痛感，這些都很難透過止痛藥改善。

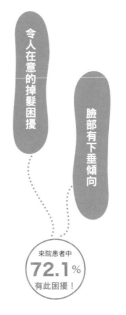

因為頭皮硬梆梆的，無論是要捏起來還是試圖移動，幾乎都動彈不得。頭皮僵硬會導致血液循環不良，容易引發掉髮或頭髮稀疏的問題。而且，還會有臉部鬆弛、毛孔粗大、抬頭紋等問題。

上述症狀是覆蓋眉毛上方至後腦杓的帽狀腱膜，因過度緊張而變僵硬所引起的。僵化的帽狀腱膜就像「孫悟空的金箍」，會將頭部束緊，產生疼痛感。

這種類型的頭痛患者通常有駝背及左右肩胛骨外擴的問題，因此會將與肌肉、筋膜及皮膚緊密連接在一起的臉部及頭部往下拉，進而造成帽狀腱膜緊繃、僵硬，以及頭部血液循環不良。

想保持頭皮柔軟就要特別注意，偶爾要變換頭髮的分線，並時時按壓頭皮。每天多做幾次，擴展胸膛及肩膀，挺直背部，將左右肩胛骨往脊椎靠攏的動作，也是個不錯的方法。

帽狀腱膜
僵硬時…

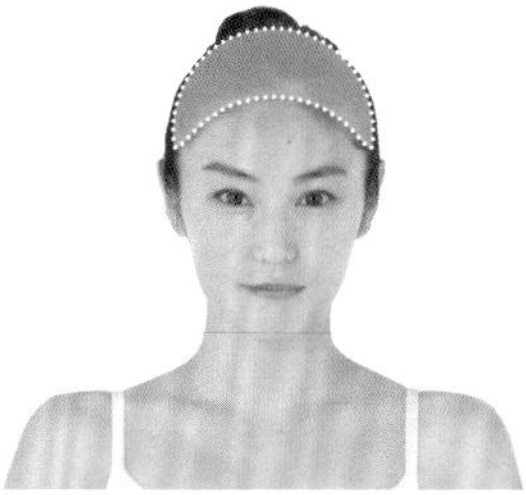

試圖移動頭皮
仍動彈不得。

放鬆頭部

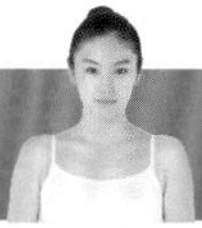

操作後…

快速 緩解疼痛

立即緩解頭部前側的疼痛

- 綁頭髮時不會痛了。
- 可以更容易地抬高眉毛。

透過持續練習 改善體質

1週內就能達到妝容服貼，臉部拉提更明顯的效果。持續2個月後，會發現臉色更紅潤，頭皮變得柔軟，也不再覺得頭痛了。

改善頭皮血液循環可以幫助頭痛及掉髮問題

頭皮僵硬會使毛囊的血液循環變差，造成落髮及頭髮稀疏的問題。放鬆頭皮的動作，可以增加瀏海髮量，開心享受喜歡的髮型，因而受到患者的好評。

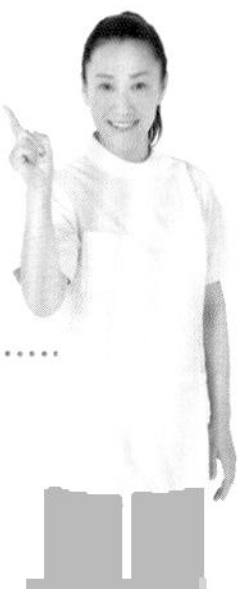

頭髮生長的部位有頭皮固定，所以帽狀腱膜容易變得僵硬。透過這個放鬆的動作可以舒緩頭部前方～後方的疼痛，解決頭皮血液循環不良的問題。因為和頭復後側的疼痛也有關係，推薦和伸展後頭的動作一起進行。

10秒

頭痛…③

放鬆頭部

頭部前方～後方

速效等級

低　普通　高

How to

1

指尖按壓髮際線

以雙手食指到小指的指尖按壓由髮際線起，往頭頂方向1cm的位置。

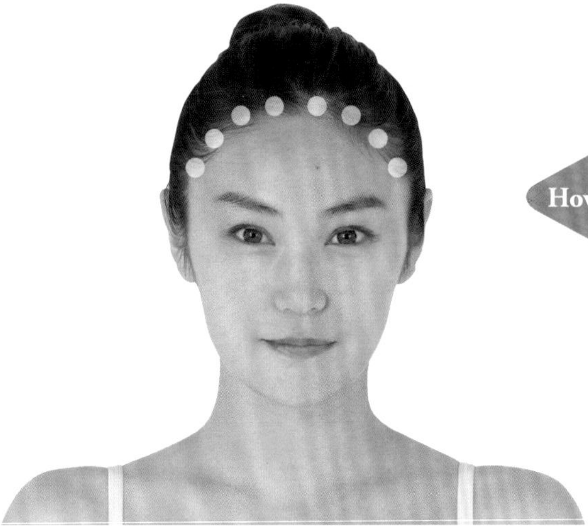

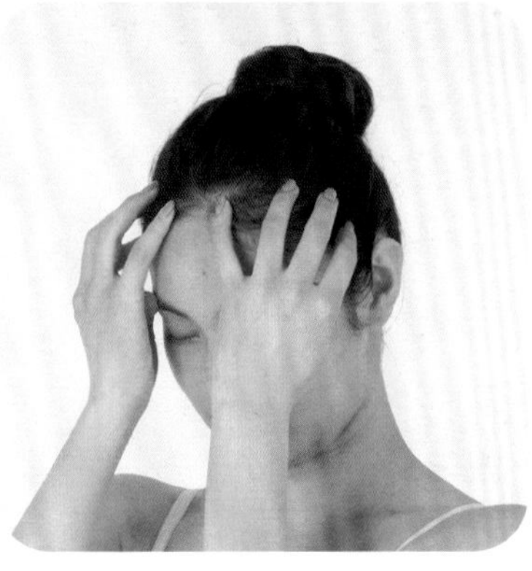

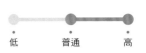

2 手指按壓頭皮並畫圓

8根手指的指尖按住頭皮，在上方慢慢地滑動，
畫出500日圓硬幣大小的圓形。
感覺到放鬆後，可以再畫更大的圓形。

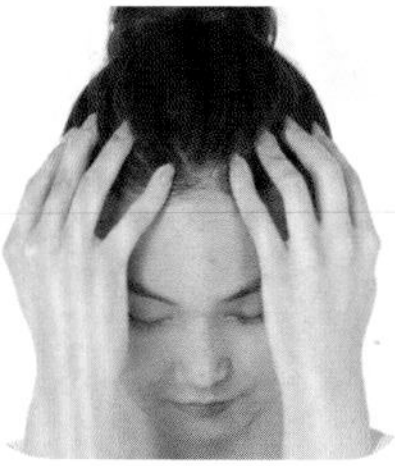

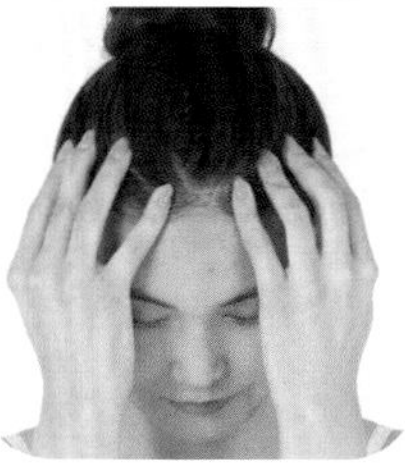

POINT

用手指挪動頭皮

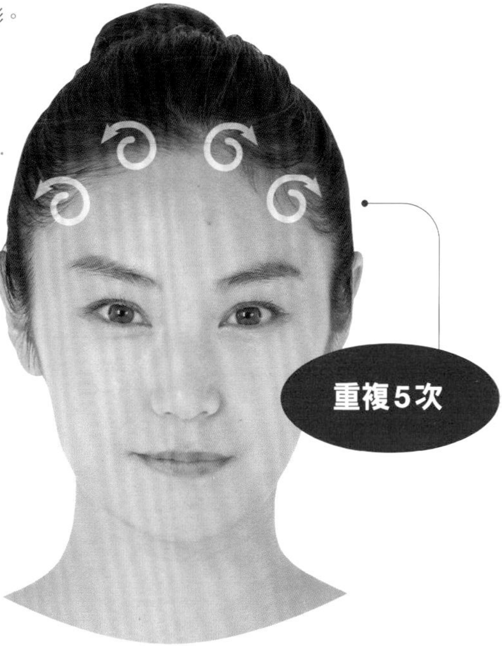

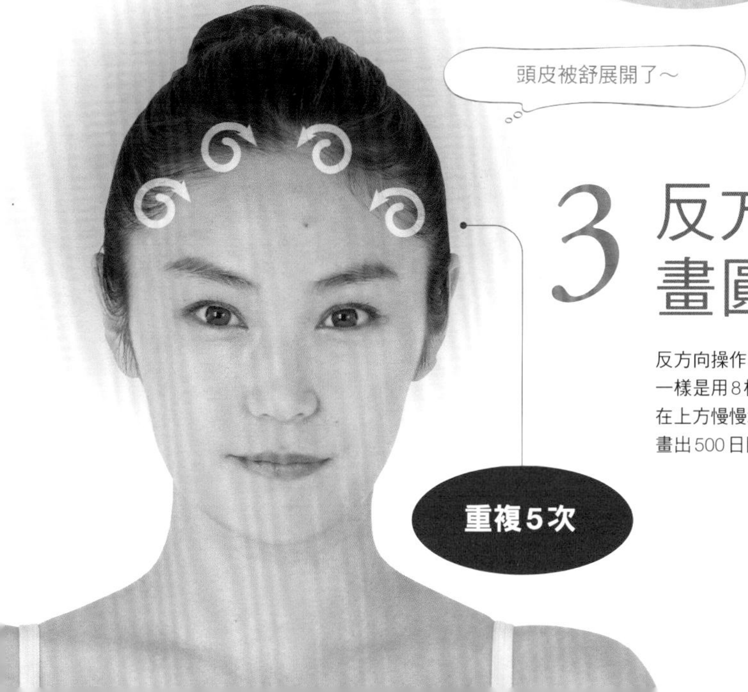

3 反方向畫圓

反方向操作，
一樣是用8根手指的指尖按住頭皮，
在上方慢慢地滑動，
畫出500日圓硬幣大小的圓形。

背痛

背部及腰部之間

腰部上方

身體扭轉引起的左右不平衡，進而導致疼痛

坐不住

常常會想捶一下自己的背部

來院患者中
64.1%
有此困擾！

背部疼痛通常發生在左右的其中一側居多，長時間維持相同姿勢，或是完全不動，都可能使情況惡化。相反地，這種疼痛的特點是動一動身體就能獲得舒緩。背痛的患者之中，胃部不適的人也滿多的。他們從外觀上經常看起來像是烏龜揹著龜殼，背部彎曲呈弧形，坐下時身體歪扭，或是揹著肩背包時會聳起單邊肩膀。

這些情況是源自於平常在餐桌或書桌前，身體經常朝向左右其中一側，但臉是朝正面等，持續相同姿勢累積而成的左右失衡。身體（脊椎）扭轉時，會

使支撐著脊椎的闊背肌其中一側過度操勞，進而因僵硬而產生疼痛。

若想避免疼痛產生，可以將電視及電腦放在身體的正前方，或是試著改變座椅的配置，打造一個不容易造成左右失衡的環境。習慣將單側手肘靠在桌上的人，可以改成兩邊手肘靠桌，像這樣經常留意左右平衡的問題。坐在椅子上的時候，很多人會呈現腳踝交叉、腳放在座椅下方、腳底沒有著地的姿勢，只要改善以上動作，就能將骨盆回正，也能減少身體扭轉的情況發生。

闊背肌
僵硬時…

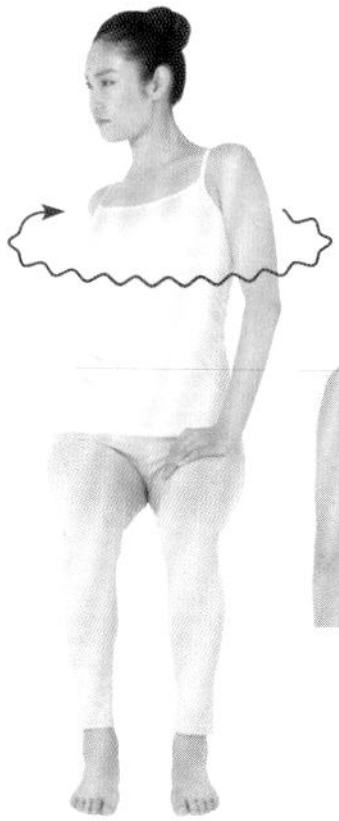
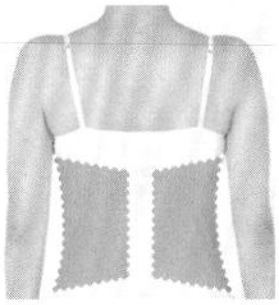

坐在椅子上，
很難將身體往左右
其中一側轉動。

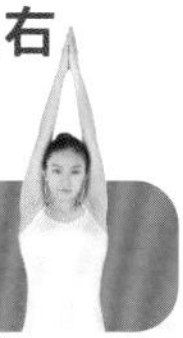

竹筍體操

操作後…

快速 緩解疼痛

舒緩背部疼痛

- 消除胃脹感。
- 身體更容易轉動。

透過持續練習 改善體質

1週內就能改善姿勢，長時間坐著也不會覺得背痛。持續2個月後，會發現腰線便明顯，背部痘痘也減少了。

預防背痛、小腹突出及進食過量的問題

當背部肌肉疲勞時，背部會彎成圓弧狀，導致胃下垂，腹部鼓起，進而引發進食過量的問題。用餐之前做一下筍子體操，有助於預防進食過量。

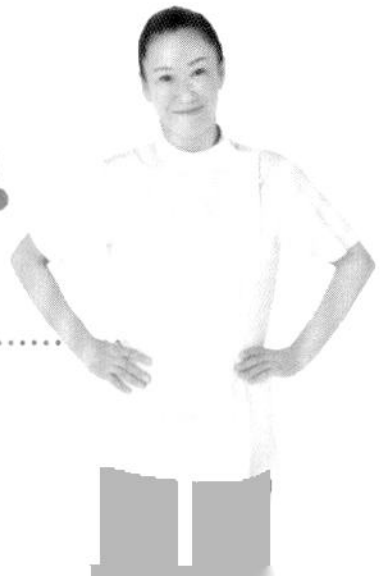

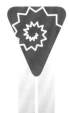

背痛

竹筍體操

10秒

背部及腰部之間／腰部上方

透過這個動作可以改善脊椎的動作，伸展負責下拉肩胛骨及後仰身體的闊背肌。除了讓僵硬的闊背肌能夠伸縮外，也能舒緩背部的疼痛。胃部也不再下垂，還有緊緻腰圍的效果。

速效等級

低　普通　高

How to

1 雙手合十，手臂伸直

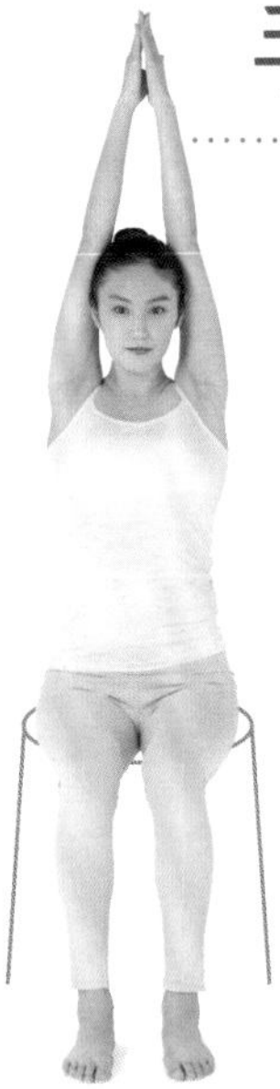

坐在椅子上，雙手合十。
雙手手臂往上伸直，
高舉過頭。
大拇指可以交疊。

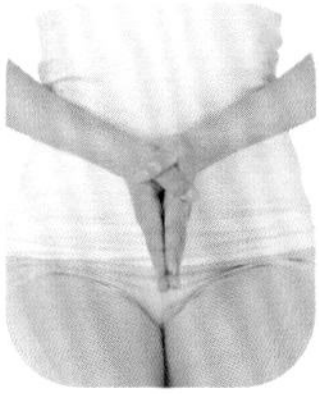

2 上半身往側邊倒

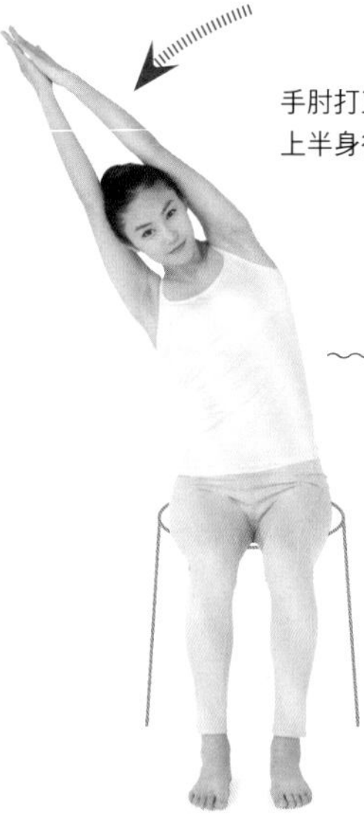

手肘打直，
上半身往側邊倒。

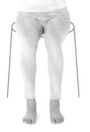

NG ✕

手臂過度向前，
會伸展不到闊背肌。

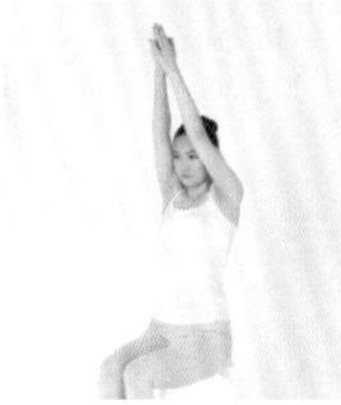

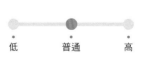

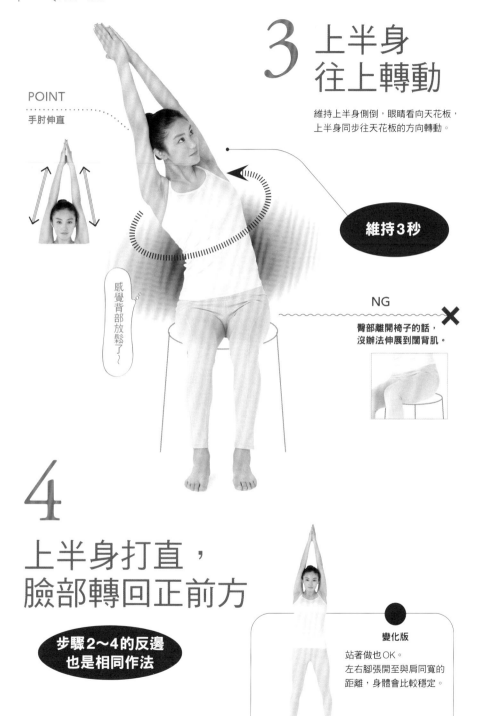

3 上半身往上轉動

維持上半身側倒，眼睛看向天花板，
上半身同步往天花板的方向轉動。

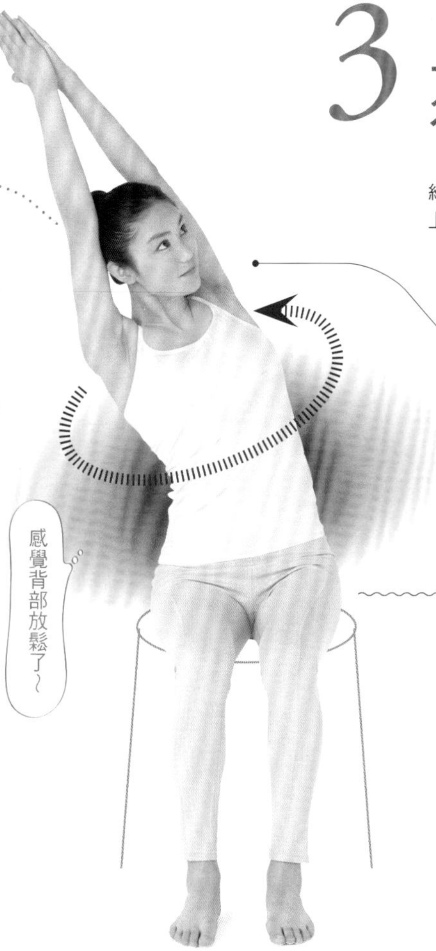

維持3秒

POINT

手肘伸直

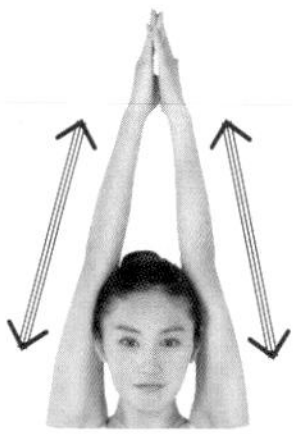

NG

臀部離開椅子的話，
沒辦法伸展到闊背肌。

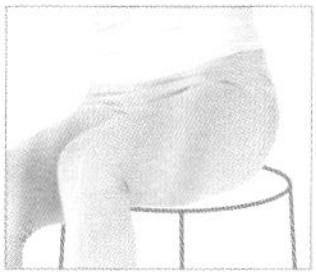

4 上半身打直，臉部轉回正前方

步驟2～4的反邊也是相同作法

變化版

站著做也OK。
左右腳張開至與肩同寬的距離，身體會比較穩定。

髖關節痛

骨盆外側

走路時沒有使用到該用的肌肉？

「走路的時候，骨關節會愈來愈痛，但是休息一下讓疼痛舒緩，就能繼續走」。如果長時間走路會有疼痛感，就無法享受旅行和逛街的樂趣。這些髖關節疼痛的患者有個共通的特點，就是以為自己有抬腳走路，實際上卻沒有抬起來。有點像是拖著腳走路，很容易絆倒。跑步對他們來說肯定是更困難的，因為腿抬不起來，只好試圖抬起腳尖，如此一來，負責活動腳踝的小腿前側的肌肉會變得緊繃。在進行做菜等需要站立的工作時，也容易產生髖關節疼痛的問題，嚴重時，疼痛甚至會蔓延到大腿，或是感到腿麻。

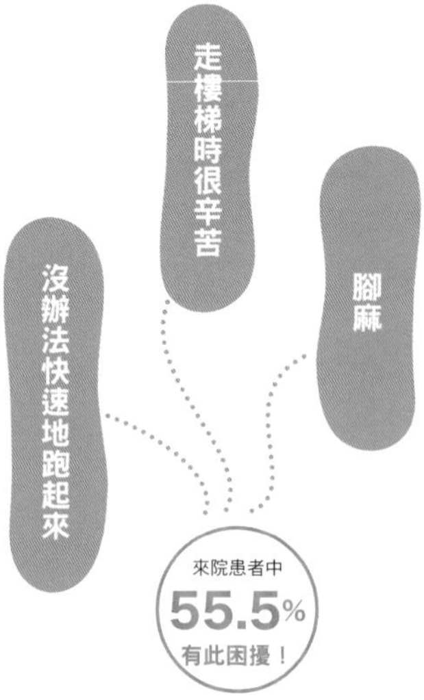
走樓梯時很辛苦
腳麻
沒辦法快速地跑起來
來院患者中
55.5%
有此困擾！

這種疼痛的原因在於，身體前傾的姿勢導致大腿前側的股直肌縮短，無法正常發揮作用。原本應該是由大腿的股直肌及腹部的髂腰肌將大腿抬起。但是在股直肌無法作用的情況下，臀部外側的臀中肌就會被過度地使用，接著因為僵硬而產生疼痛感。髖關節痛的人會有走路外八的傾向，腳尖和膝蓋向外時會更常使用到臀中肌。

想要在走路時使用到正確的肌肉，可以將上半身稍微往後仰一點。還有，走路過程中，確認腳尖是否朝前這點也很重要。

臀中肌
僵硬時…

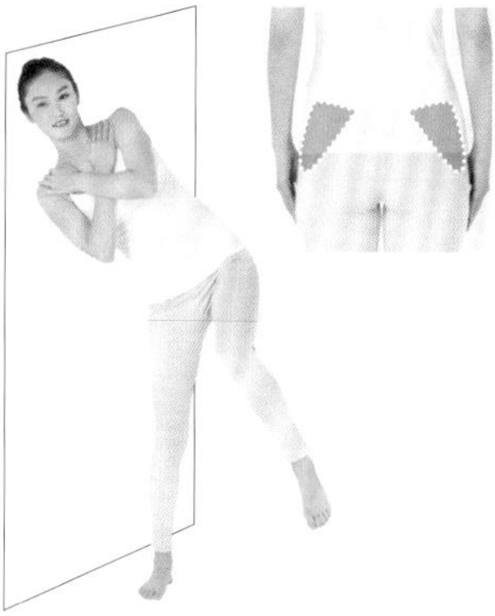

單腳站立身體會不穩定。

膝蓋上下擺動

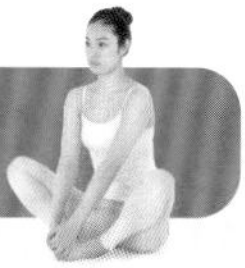

操作後…

快速 緩解疼痛

●可以輕鬆地抬腳。

透過持續練習 改善體質

2～3週後，步行的輕鬆程度就能大幅提升，長時間走路也不會感到疼痛。2個月後骨盆的動作就能變得更加順暢。

將髖關節痛擊下半身肥胖的根源一掃而空

過度使用骨盆外側的臀中肌，會使臀部向側邊外擴，進而造成下半身肥胖。因為髖關節和腿部動作是連動的，藉由膝蓋上下擺動的動作可以同時改善髖關節疼痛及臀部外擴的問題。

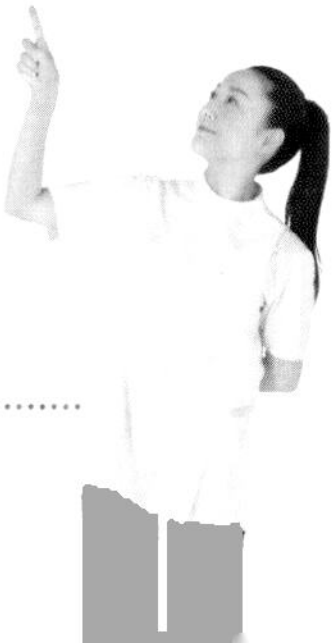

髖關節痛

骨盆外側

膝蓋上下擺動

1 分鐘

藉由伸縮大腿內側的內收肌及臀部的臀中肌來放鬆並修正髖關節的動作，使其變得更柔軟。骨盆的搖擺方式回復正常後，走路比較不會有錯誤的姿勢，抬腿也變得更輕鬆了。

速效等級

低　普通　高

How to

1

雙腳腳底貼合，坐在地板上

坐在地板上，雙腳腳底彼此貼合，用手固定腳。

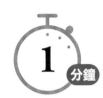

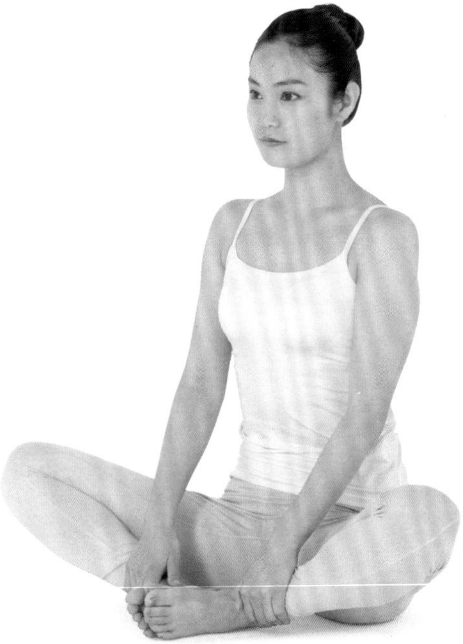

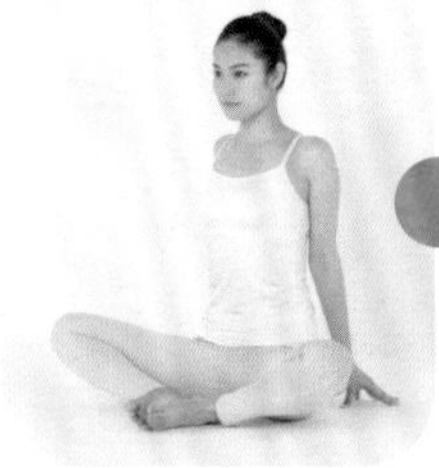

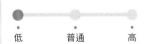

做不到的人

沒辦法挺直背部的人，可以將手撐在臀部後方，會比較容易操作。也可以靠著牆面進行。

2 背部挺直

維持腳底貼合的動作，盡量將背部挺直。

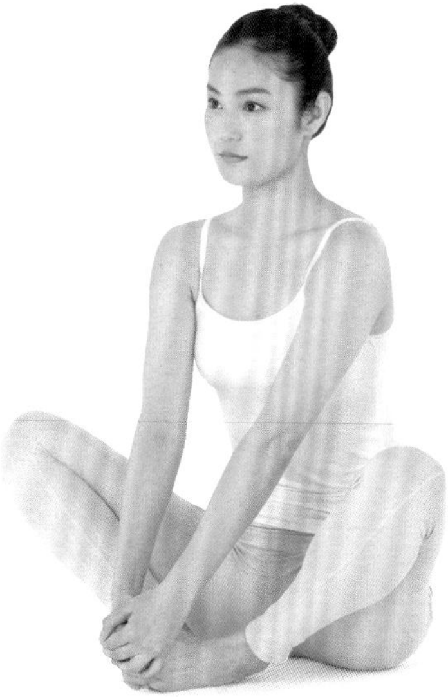

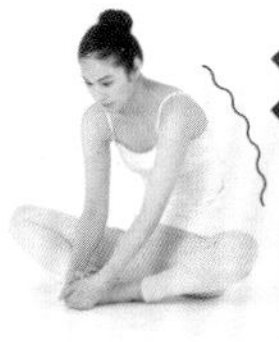

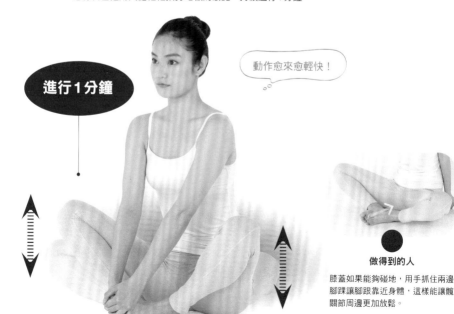

NG

彎腰駝背的話，
很難將臀中肌鬆開。

3 膝蓋上下擺動

以律動的方式持續進行雙腳膝蓋靠近地板再離開的動作。
想像自己是用大腿輕輕拍打地板的感覺，持續進行1分鐘。

進行1分鐘

動作愈來愈輕快！

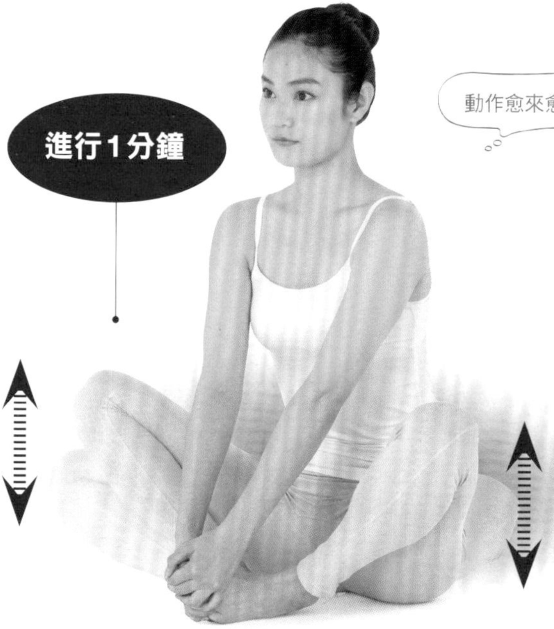

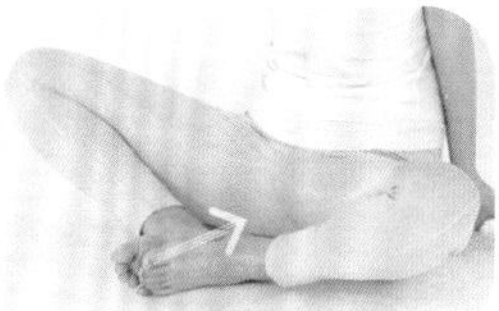

做得到的人

膝蓋如果能夠碰地，用手抓住兩邊腳踝讓腳跟靠近身體，這樣能讓髖關節周邊更加放鬆。

臀部疼痛

慢性腰痛患者大多患有此症狀

臀部下方

接觸椅座部分

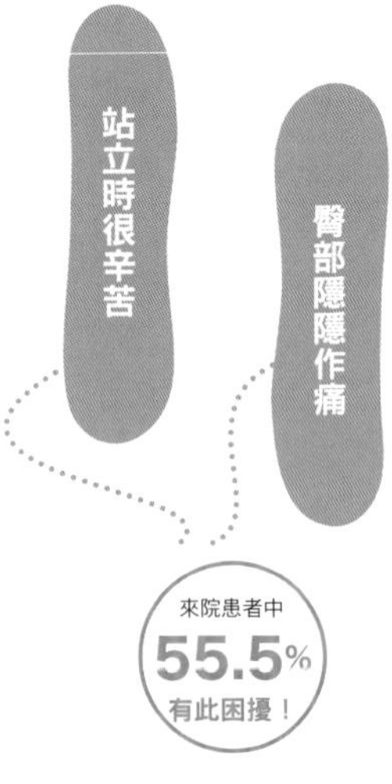
站立時很辛苦
臀部隱隱作痛
來院患者中
55.5%
有此困擾！

在廚房等處站著工作一下，臀部下緣就會覺得疼痛，上下車的時候也會痛……默默承受著這種痛楚的人，應該不少吧。有時候，甚至連大腿都會抽筋、麻痺，煮飯因此變成一件辛苦的事情，雖然想做點精緻複雜的料理，卻心有餘而力不足。受到腰痛困擾的時間愈久，腰部至臀部、腿部的肌肉都會隨時間變得無法伸縮並且逐漸硬化，產生疼痛感。

這是因為腿部外八等影響，髖關節變得難以活動。原本身體是靠著臀部的臀大肌將腿部往後側抬起，現在卻很難做到這個動作。如此一來，髖關節及腰部周圍的肌肉活動度會變得更差，導致臀部的梨狀肌因為使用過度變僵硬，進而產生疼痛。

若要避免這樣的情況，穿襪子的時候務必坐著穿，雖然有些麻煩，但是加入蹲下的動作，不僅能鍛鍊到梨狀肌，還能使用到大腿肌肉。

持續維持站立的姿勢時，要有意識地伸展大腿內側的肌肉。骨盆回到正確的位置後，腰部及髖關節周圍的活動度也會更好。當負荷均勻地分散到脊椎、髖關節、臀部、大腿的肌肉時，梨狀肌就不會過度作用，疼痛也會隨之消失。

梨狀肌
僵硬時…

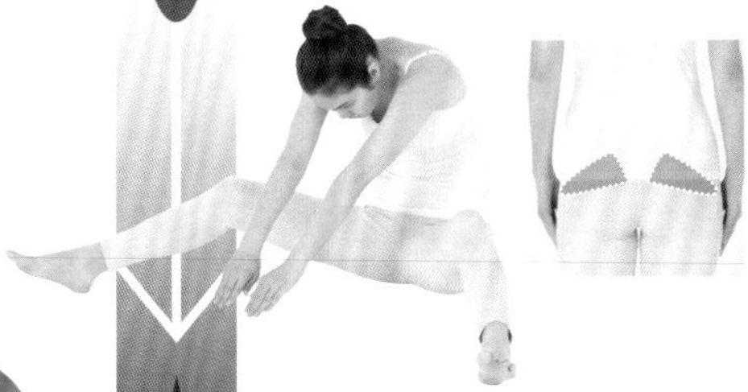

做不到
開腿前彎的動作。

伸展梨狀肌

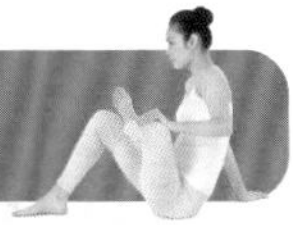

操作後…

快速 緩解疼痛

疼痛獲得緩解，坐下時更輕鬆

- 站起時不再覺得不安。
- 腿不但可以自由活動，髖關節的動作也變得更柔軟。

透過持續練習 改善體質

2週後，久坐也不會感到疼痛。持續2個月後，髖關節可以更輕鬆地出力，覺得很安心。

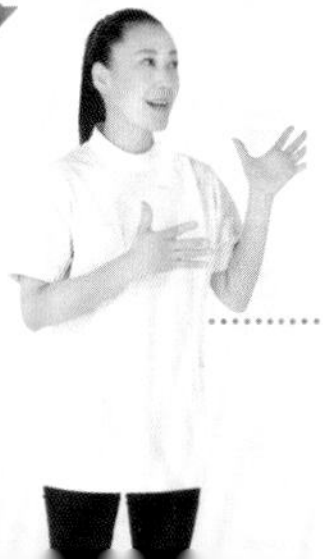

不再為臀部疼痛及久坐感到煩惱

臀部及大腿肌肉復活之後，許多患者都可以輕鬆地上下車、久坐或是坐在地板上了。臀部及大腿之間分界消失，臀形像青椒一樣的人，也很推薦做這個體操。

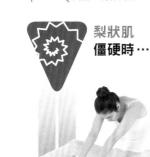

臀部疼痛

伸展梨狀肌

臀部下方／接觸椅座部分

1 分鐘（單側）

藉由這個動作可以伸展過度操勞而變僵硬的梨狀肌。梨狀肌可以自由伸縮時，血液循環較好，可以減輕疼痛感。梨狀肌的功能是旋轉大腿骨，因此這個動作對於矯正外八也有不錯的效果。

速效等級

低　普通　高

How to

1 單膝立起，坐下

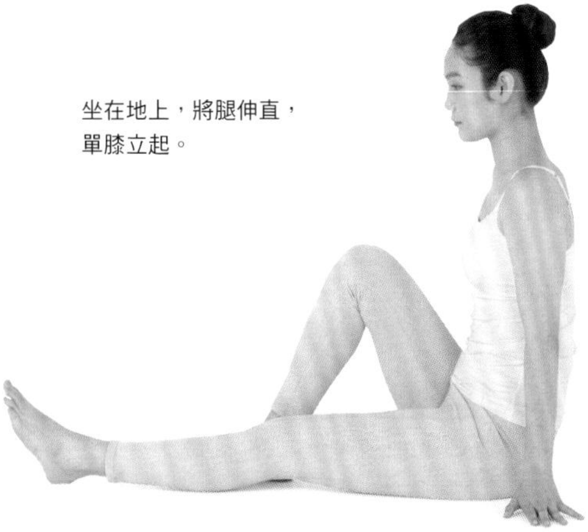

坐在地上，將腿伸直，單膝立起。

2 將另一側的腳踝放在立起的膝蓋上

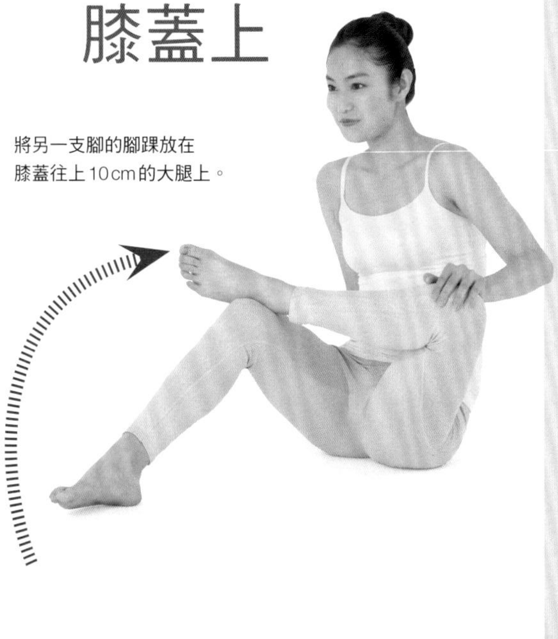

將另一支腳的腳踝放在膝蓋往上10cm的大腿上。

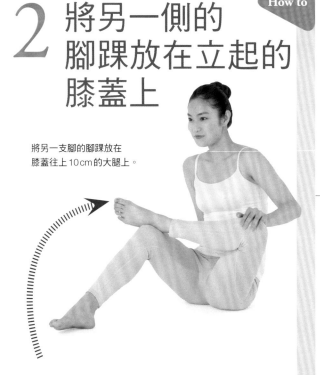

3 按壓抬腳那側的膝蓋

一邊想像把腳往外推的感覺，一邊按壓抬腳那側的膝蓋。
有餘力的話，可以讓立起的單側膝蓋更往身體靠近。
大腿外側到臀部有延展的感覺就OK。

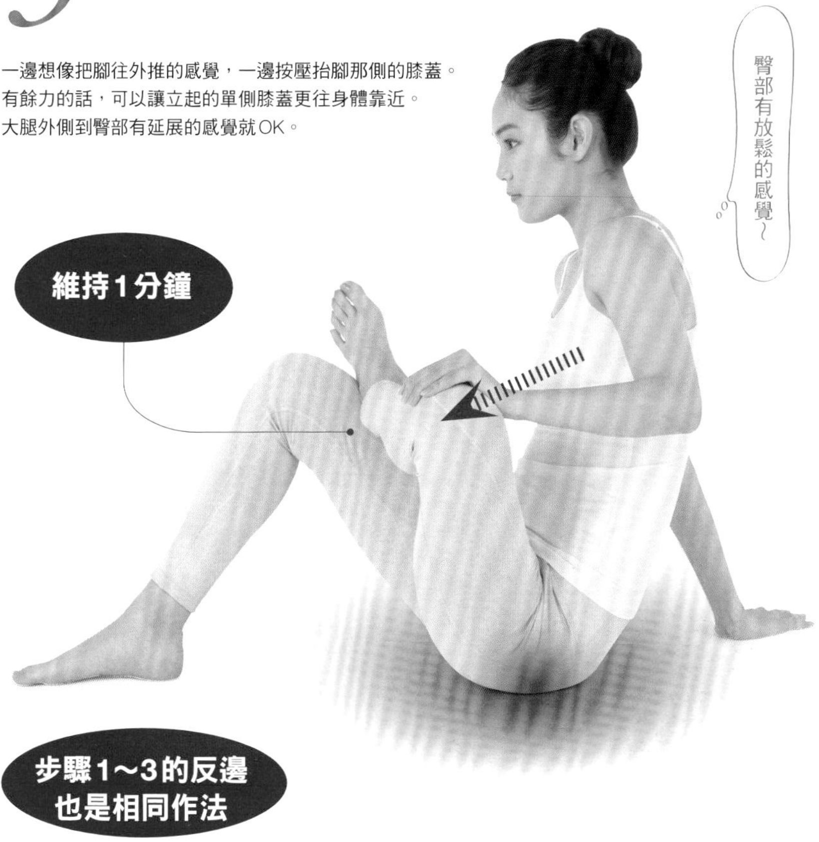

步驟1～3的反邊也是相同作法

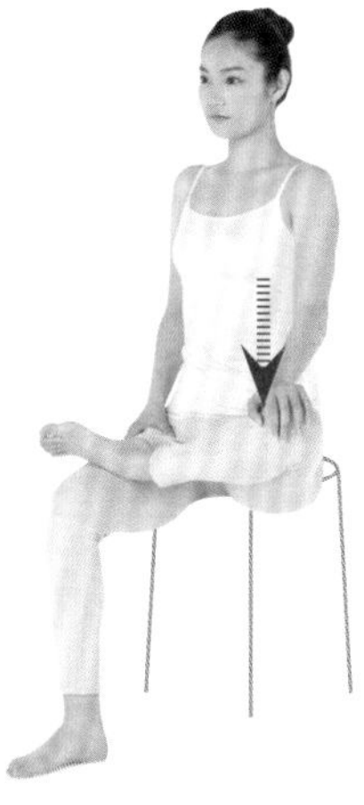

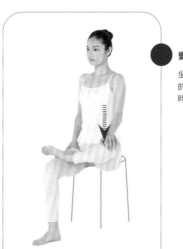

變化版

坐在椅子上比較容易進行的話也沒問題。記得操作時要挺直背部。

伊達洋子女士（67歲）的煩惱

伊達女士原本是想做**髖關節手術**的，但後來**放棄了**對嗎？

是的，當時聽到要**動手術**有點嚇到…查了很多相關資訊，遇到朋友就問，**覺得愈來愈害怕**。

伊達洋子女士

而且您還需要**照顧年邁的長輩**。

是的，我婆婆因為腰椎壓迫性骨折有到日照中心接受照護，但我還是需要**到婆婆家照顧她，其實滿累人的**。

髖關節疼痛時還要**進行照護工作**，真的很辛苦呢。

就在那個時候，是您和我說**「問題出在腰部」**。

雖然一開始**半信半疑**，但是後來可以**順利搭車**的時候，真的很感動，讓我有了**或許可以治好**的希望。

您的女兒和孫輩也常常來拜訪您，對吧？

他們的來訪確實讓我很高興，不過**隔天真的會累癱**～尤其髖關節痛的時候，跟孫子們**外出遊玩都會感到很不安**。

最近已經可以去旅行了嗎？

原本因為擔心走路不舒服會給人帶來麻煩，想放棄的英國旅行，最後竟然成行了，真的非常開心。髖關節痛的時候，擔心疼痛感掃興，都不敢安排逛街行程，**現在已經可以盡情地享受逛街的樂趣了**。

症狀從「拖著腳走路」逐漸變嚴重

忍耐著髖關節疼痛時，只要外出就會感覺到一陣陣的抽痛，只走三階樓梯也會痛，腳步非常沉重。從臀部、大腿到小腿肚的疼痛和麻痺，都很令人困擾。想起身時即使身體前傾，一鼓作氣用手將身體撐住，還是站不起來。走路時都要像敬禮一樣彎著腰，連穿鞋也變得很辛苦。家人也會說我是「拖著腳走路」。

孫子們來拜訪我的時候，雖然當下非常開心，但是接下來的2～3天都讓我覺得非常疲憊。有時候還會因此而發燒。平常我總是配合著家人們的行程，沒有自己可自由運用的時間。由於對於家人來說，我是個不可或缺的關鍵人物，這些年來，我一直無法顧及自己的健康，身體狀況往往被我擺在最後一位。

天生髖臼窩過淺，被診斷為退化性關節炎

在醫院照了X光片後，我被診斷出因為髖臼窩過淺造成「退化性」症狀……醫生說「不動手術的話治不好」，也開了酸痛貼布和止痛藥給我，但是都沒有效果。同時，我也被告知有運動量不足的問題。雖然醫生說要「多走動」，但我實在沒辦法忍著疼痛走路。我的外出頻率明顯地下降，出門需要依賴車子，也因此多了體重增加的煩惱。

髖關節疼痛時，即使只有一小段路也懶得走，連到附近便利商店都要開車。每次到醫院

都會向醫生訴說我的疼痛感，醫師則是會建議我進行人工關節手術。其實，我的雙親也有接受人工關節手術，但最後卻是生活無法自理，只能住進安養院。而且，醫生說即使裝了人工關節，也「撐不了10年」。當時的我才60歲，想到往後的人生還很長，仍會對動手術這件事感到害怕不安。就在這個時候，我來到了今村整復師開設的整骨院。

其實原因在於
引發腰痛的不良姿勢

被整復師指出後，我才意識到「自己的腰不好」，腰部以上的身體呈現彎曲狀，變成像在敬禮的前傾姿勢。確實腰部也有疼痛感，但我以為會痛是理所當然的。因為腰痛的關係，我常維持一個膝蓋微彎的外八站姿。想當然，這樣確實沒辦法好好走路。

後來，我接受了整骨治療，並持續進行腰部伸展及增加腳踝活動度的自我護理，3個月後覺得腰桿被拉直，也能很快站起來了。

令我驚訝的是，即使走了整天的路，或是抱孫子，都不會覺得累。這樣的變化，讓我萌生了「身體會漸漸變好」的自信。後來的某天，我為了孩子及孫子們全員到齊的聖誕派對，在廚房站著準備了好幾個小時，成功端出大家都愛吃的料理。孫子更是為此特別開心，在那之後常常會說「想見奶奶」，不僅是盂蘭盆節及新年，一般的日子也經常來訪，讓家裡變得很熱鬧。

改變姿勢及身體
萌生可以長時間步行或站立工作的希望

的用法之後，髖關節就不再感到疼痛，可以自由選擇外出的移動方式，甚至是過去想到就覺得「不可能！」的事，如：居家大掃除、搬家、拔草、到大型商場購物等等，全部都做得到了。

因為深刻體會到髖關節痛的原因在於腰部，看在腰的份上，我決定開始運動。以前到哪裡都依靠車子，現在距離不遠的話會走路，髖關節疼痛減輕後，我也有體力去游泳了。

以前只是幫忙照顧孫子一天就覺得筋疲力盡，現在孫子要來住個2～3天都沒問題。我變得很期待孫子在聖誕節、女兒節等節日時來訪，並為此賣力地準備。

最近婆婆步入臨終階段，在她生命的最後，我還能帶著親手做的料理到安養院看看她，心中有種完成使命的感覺。

好像在百貨公司買了全新的一雙腿！

以前我的腳踝活動度也不太好，歪掉的腳踝加上彎曲的腰部對髖關節造成負擔，才會造成疼痛感。腳踝和腰部經過整復調整，並且學習正確的使用方法後，就不再感到疼痛了。有趣的是，以前不管到哪裡的整形外科都會建議我要做人工關節手術，現在卻沒有任何人會這樣說了。經過醫生診斷，確認身體不需要動手術，真的很令人開心。

聽今村整復師說，其實很多人都和我有同樣的姿勢問題。學會正確的身體使用方式後，即使姿勢稍微跑掉，也能馬上察覺並修正。積極面對身體狀況，真的只有好處，沒壞處。

Chapter 3

難纏的
僵硬・不適

肩膀僵硬…1

過度使用脖子到肩膀的肌肉，易引發疼痛

背側的肩膀

肩胛骨上方

枕頭不合適，脖子會痛

不容易入睡

常揉眼睛

來院患者中 98% 有此困擾！

靠近背部的肩膀產生僵硬及疼痛的情況時，很有可能是這種類型。早上睡醒，會覺得肩膀很僵硬，而且經常落枕導致肩頸疼痛。也常有人說自己「換了枕頭還是覺得不合適」，或是「很難入睡」。狀況更嚴重時，還會如同暈車般感到噁心想吐。許多人也面臨垂肩的問題，特點是細肩帶、內衣肩帶以及肩背包的背帶容易從肩膀滑落。

簡單來說，就是頸部活動度不佳的緣故。若經常維持駝背及上半身前傾的姿勢，頭部會隨之向前突出，肩膀也會向內縮，導致脖子難以進行左右轉動及

抬頭的動作。這種情況在平時容易緊張的人中很常見。如果經常咬牙或全身用力，睡覺時肩膀也容易緊繃。如此一來，為了支撐前傾的頭部，又稱作「肩膀僵硬肌」的提肩胛肌會過度作用，進而產生僵硬及疼痛的狀況。原本只有轉動脖子的時候才會使用到提肩胛肌。由於提肩胛肌是附著在頸部的骨骼（頸椎1～4節）上，使用過度的話，會讓脖子的活動度愈來愈差，位置也會錯位。

想要改善症狀的話，平常就要經常轉動脖子，維持頭部在脊椎正上方的姿勢。在肩胛骨之間貼個暖暖包熱敷，也很有效哦。

提肩胛肌
僵硬時…

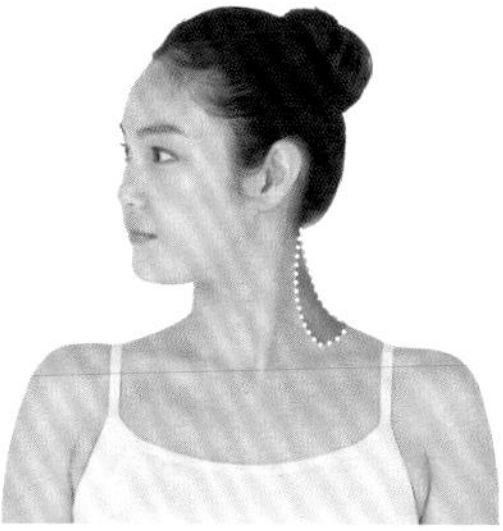

脖子很難向左右傾斜或轉動。

頸部側轉伸展

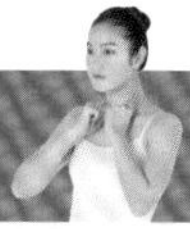

操作後…

快速 緩解不適

頸部到肩膀都變輕鬆了

● 背著側背包時不容易滑落。

透過持續練習
改善體質

2週左右就不再有想吐或咬牙的狀況。持續2個月後，不僅容易入睡，也較易熟睡。

10年來的肩膀僵硬問題都一掃而空

感覺脖子僵硬的話，請一定要試試看「頸部側轉伸展」。經由頸部的骨骼和提肩胛肌，解決10年以上的肩膀僵硬問題。提肩胛肌放鬆後，頸部到肩膀的線條也會看起來更纖細。

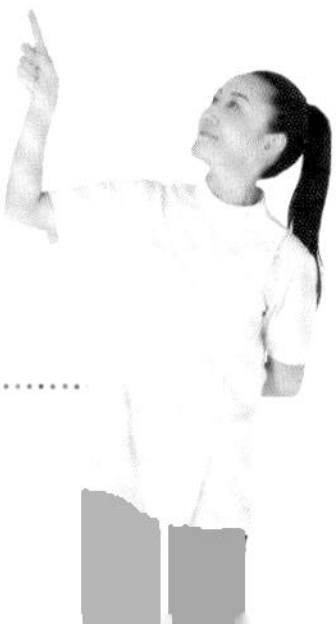

背側的肩膀／肩胛骨上方

頸部側轉伸展

30秒

伸展頸部側面，可以讓附著在頸部骨骼上的提肩胛肌恢復應有的動作。藉由手指按壓並轉動脖子的動作，可以放鬆僵硬的提肩胛肌，讓肌肉能正常伸縮。脖子回到正常位置後，肩膀僵硬及疼痛狀況也會獲得舒緩。

速效等級

低　普通　高

How to

1 食指按壓頸部

雙手食指分別按住
左右下顎角後方三指寬處，
以感覺微痛的力道按壓。

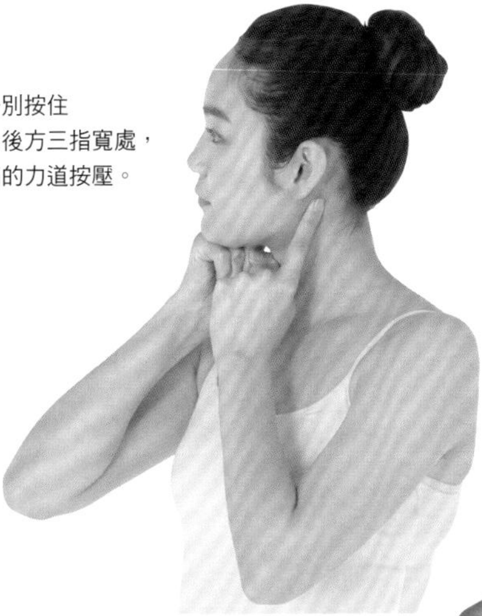

2 臉朝左右看

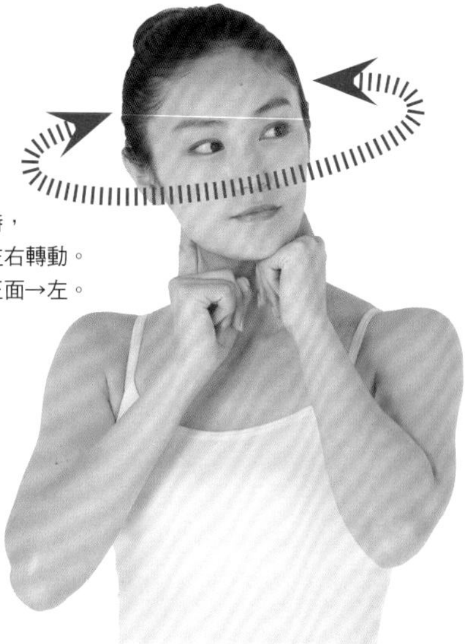

食指按壓的同時，
將臉慢慢地朝左右轉動。
順序是：右→正面→左。

3 食指下移，臉部左右轉動

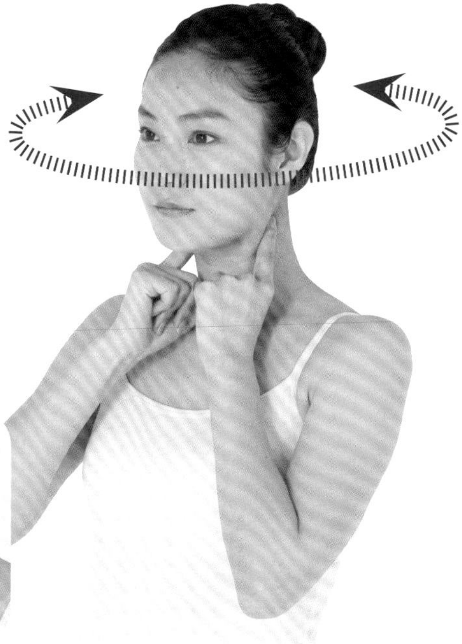

將食指往正下方移動1指寬的距離，臉再次慢慢地向左右看。

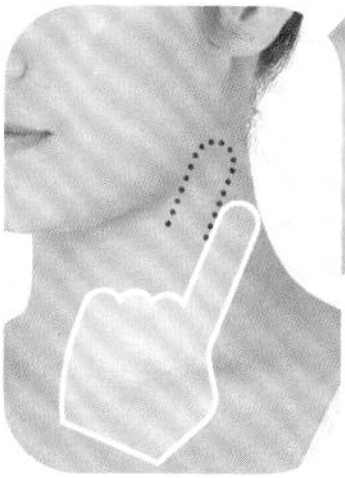

4 再將食指下移，臉部左右轉動

脖子到肩膀感到放鬆～

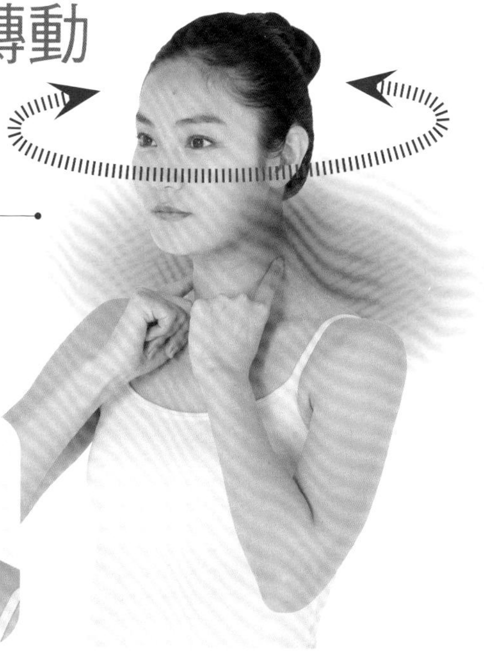

步驟1～4 重複3次

再次將食指往正下方移動1指寬的距離，臉慢慢地向左右看。左右交互動作有困難的話，可以單邊分開進行。

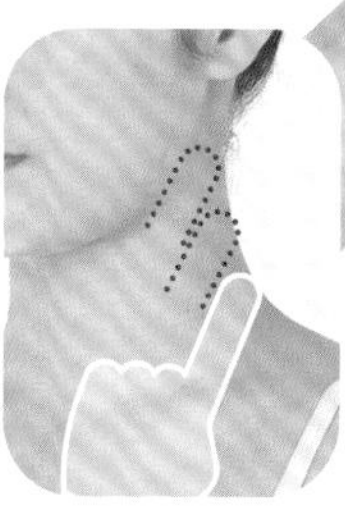

肩膀僵硬…②

經常肩膀緊縮，過度使用斜方肌

肩膀上方

脖頸根部側面

穿不了太重的衣服

曬衣服的時候，肩膀抬不起來

手臂無力

來院患者中98%有此困擾！

如果是脖頸根部側面感覺僵硬及疼痛，那應該是這種類型的肩膀僵硬。牙齒咬緊的時候，會有一種好像牙齦浮起來的違和感。這種狀況常見於工作繁忙，被時間追著跑的人。因為經常在思考，而且容易緊張，很難放鬆下來。身體用力時，肩膀會縮起來，易變成聳肩的姿勢，即使沒有做什麼，也很容易累積疲勞。後背包及肩背包的背帶都會造成肩膀疼痛，穿著比較重的大衣和外套也會感到負擔。

情況惡化時，會有手臂抬不起來、疲勞倦怠、沒辦法用手操作精細的工作等問題。還會產生頭痛及磨牙、咬牙等症狀……

以上問題，都源自於頭部及下巴突出的姿勢。腹部的深層肌肉太虛弱的話，原本不應該被長時間使用的表層肌肉——斜方肌，就會需要負責支撐頭部以及活動手腕等工作，進而導致疲勞。因為使用過度而緊繃收縮的斜方肌，就會產生堅硬及疼痛的症狀。

持續維持相同姿勢時，可以不時地站起來走動。就寢時將身體蜷曲成胎兒般的姿勢，有助於放鬆全身。肩膀上掛著側背包時，也建議將背包本身轉到背部這側。

斜方肌
僵硬時⋯

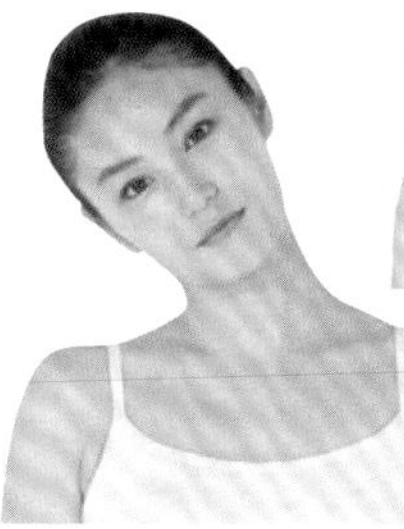

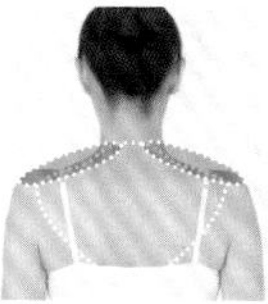

頭部很難
向左右傾斜。

肩膀穴道按壓伸展

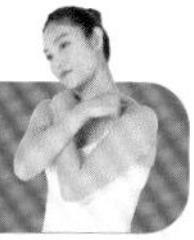

操作後⋯

快速 緩解不適

肩膀的僵硬感獲得緩解

- 馬上就能輕鬆地抬高手臂。
- 肩膀上方覺得變輕了。

透過持續練習 改善體質

1週內就會覺得穿內衣時比以前輕鬆。持續2個月後，可以輕鬆攜帶背包等物品，也能穿上西裝及較重的大衣。

放鬆積勞成疾的斜方肌

將硬邦邦的斜方肌鬆開之後，可以消除緊張感，也更容易感到放鬆，進而提升從疲勞狀態中恢復的速度！表層面積寬廣的斜方肌，雖然容易緊繃，卻也很容易能放鬆下來，可以快速地舒緩僵硬感。

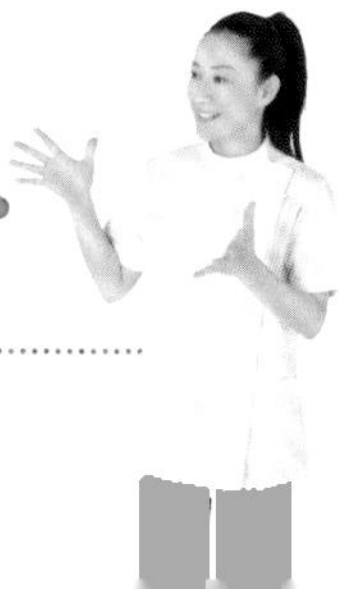

肩膀僵硬…②

肩膀上方／脖頸根部側面

肩膀穴道按壓伸展

How to

10秒

肩膀斜方肌因為過度使用而緊縮、無法放鬆時，用手壓住肩膀並進行伸展，有助於放鬆僵硬的肌肉。

速效等級

低　普通　**高**

1 收下巴

臉朝向正前方，收下巴。

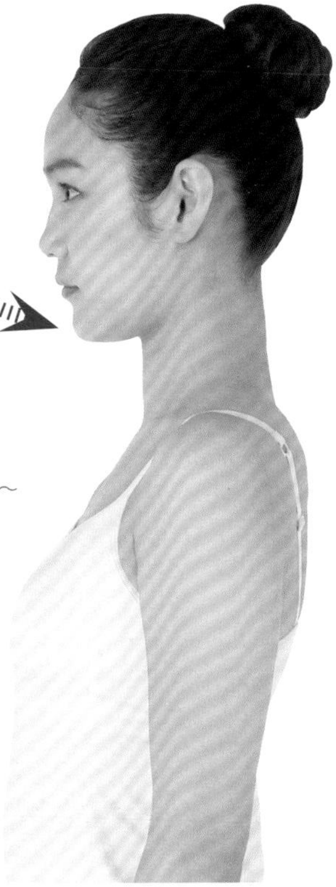

NG

✕ 下巴突出

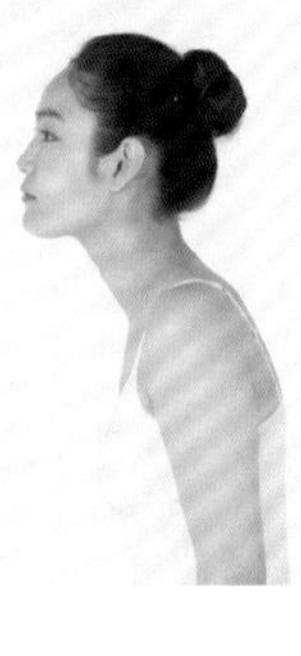

✕ 向下看

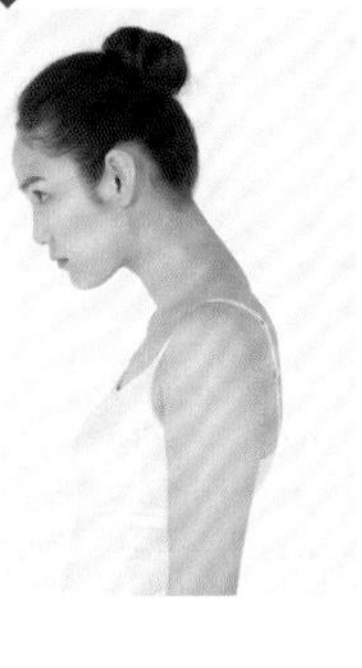

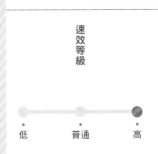

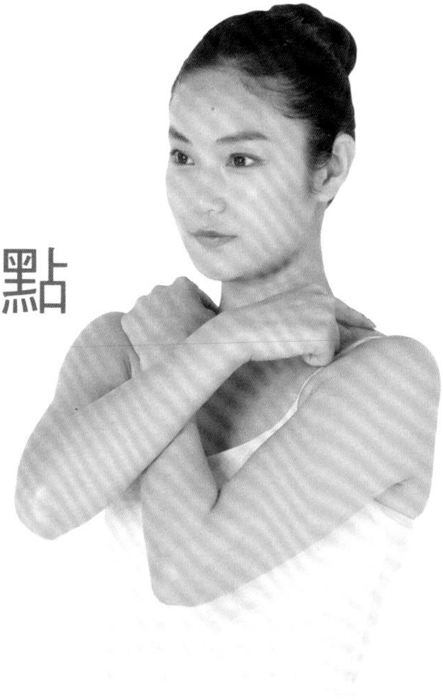

2 按壓脖子和肩膀的中間點

以食指和中指按壓
肩頸交界處與肩膀最外側的中間點。
兩邊肩膀都是按壓同樣的位置。

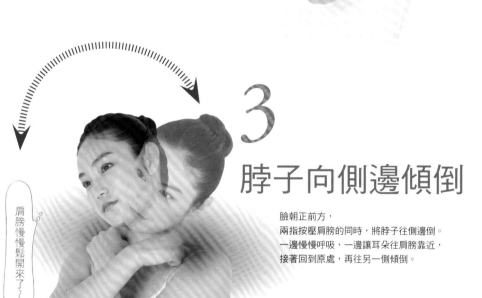

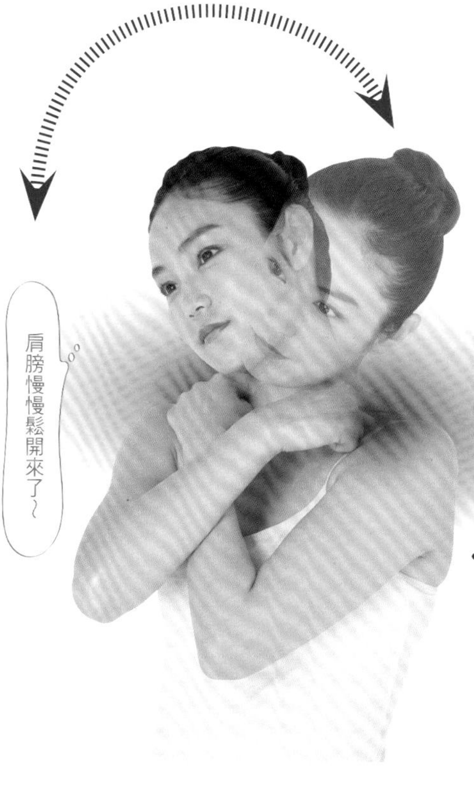

3 脖子向側邊傾倒

臉朝正前方，
兩指按壓肩膀的同時，將脖子往側邊倒。
一邊慢慢呼吸，一邊讓耳朵往肩膀靠近，
接著回到原處，再往另一側傾倒。

**左右的動作
重複3次**

背部僵硬

因低頭姿勢而產生的僵硬感

肩胛骨之間

常被指出姿勢不良

沒辦法做精細的工作

來院患者中
22.3%
有此困擾！

你的兩側肩胛骨之間會有異樣的感覺嗎？如果會無意識地將背部靠在柱子稜角處來回按壓，或是用傘柄戳自己的背，就要當心了。背部僵硬惡化時，也會感覺想吐。而且，上樓梯時只要走得快一些就會氣喘吁吁。做裁縫或寫筆記等需要比較精細的手工時會覺得困難重重，拿起重物及平底鍋時，手腕會覺得無力。

這種僵硬類型是在滑手機、用電腦、做家事時一直低著頭所造成。因為頭部及脖子往前突出，脊椎沒有維持在正確的弧度，變成駝背的姿勢。如此一來，脊椎和肩胛骨之間的菱形肌會持續地被拉長且硬化，產生僵硬的問題。兩側肩胛骨之間展開，肩膀用力時，會使活動區域變窄。這時，單憑肩胛骨無法支撐手臂的重量，才會無法操作精細的手部作業，手臂也會覺得疲憊無力。另外，經常駝背會使呼吸變得短淺，還會因為胃部下垂而產生想吐的感覺。

在辦公桌前工作時，盡量讓桌椅靠近，可以預防駝背。如果照鏡子時看不到肩胛骨的輪廓，建議可以多做雙手往後伸，十指相扣，伸直手臂的伸展動作。

菱形肌
僵硬時…

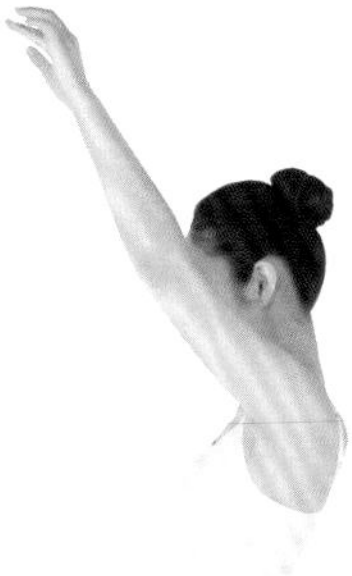

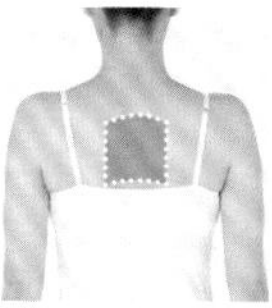

在手伸直的狀態下，手臂沒辦法高舉過頭。

肩胛骨收攏

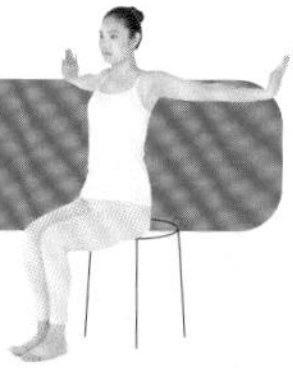

操作後…

快速 緩解不適

背部的僵硬感獲得緩解
- 可以更輕易地挺直背部。
- 呼吸變得更順暢。

透過持續練習
改善體質

1週內就會覺得手臂能更輕易地伸向背部。持續2個月後會發現肩胛骨的垂直線條變明顯，輪廓變得更漂亮，背部肌肉也更緊實。

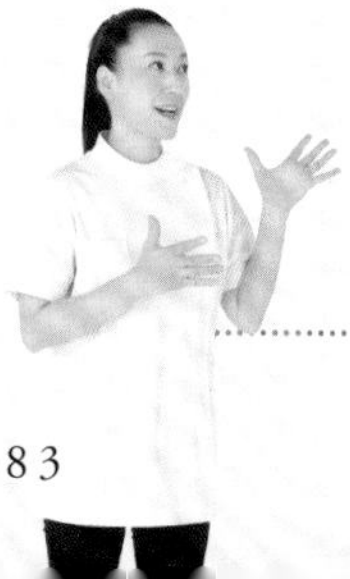

對背部僵硬及手肘、手指的疼痛特別有效

負責將肩胛骨往脊椎靠攏的菱形肌若變僵硬，肩胛骨的位置就會不穩定，造成手肘及手指疼痛。近來，愈來愈多人有這樣的困擾。滑手機時，將手肘內收，靠近身體，可以減輕手部及手肘負擔，讓肩胛骨往脊椎靠攏，達到預防背部僵硬的效果。

背部僵硬

肩胛骨之間

肩胛骨收攏

10秒（來回10次）

藉由收攏兩側肩胛骨，可讓菱形肌收縮放鬆，脊椎與肩胛骨間保持三指寬距。此動作對鎖骨以下的胸肌及肱二頭肌也有伸展作用，不僅能讓呼吸更順暢，還能提升手臂活動度。

速效等級

低　普通　高

How to

1 手臂向左右伸直

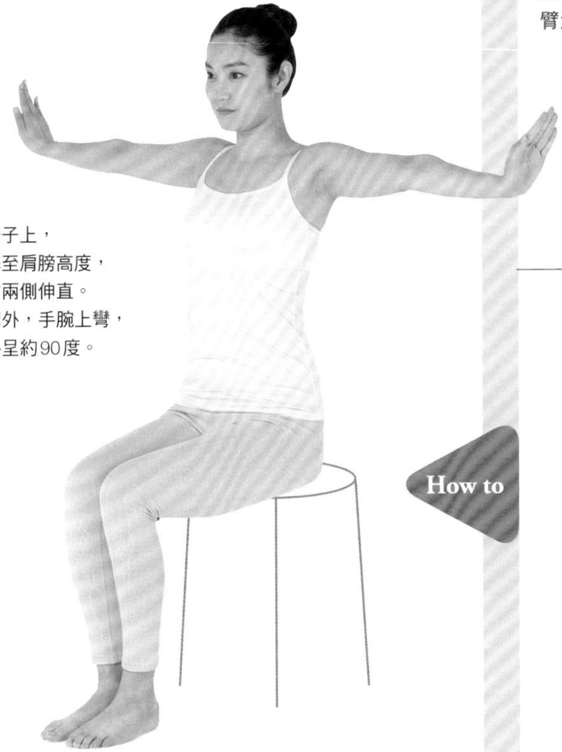

坐在椅子上，
雙手舉至肩膀高度，
往左右兩側伸直。
手掌朝外，手腕上彎，
與手心呈約90度。

手腕的角度盡量接近90度

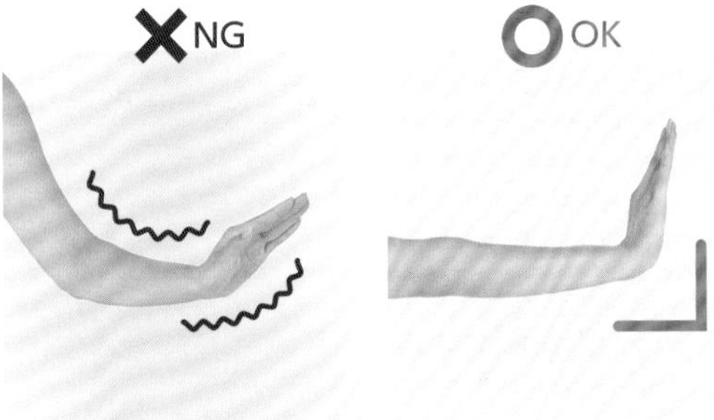

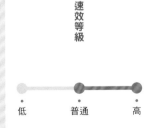

2 雙手往身體前方移動

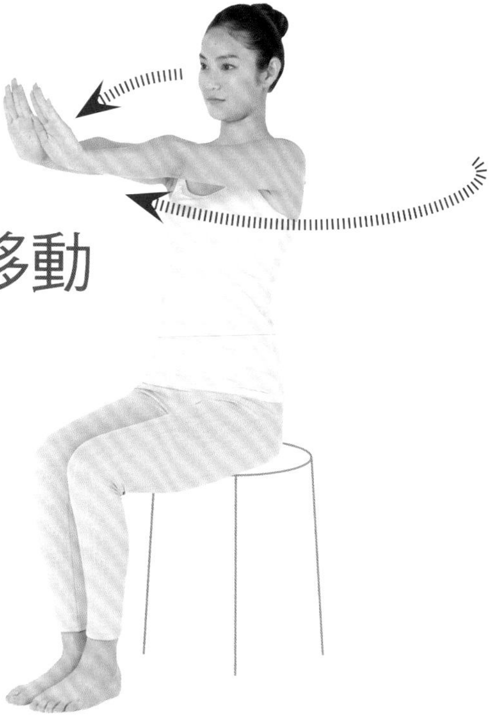

手臂維持相同高度，慢慢往身體前方移動。
讓兩邊的大拇指靠在一起。

感覺背部放鬆了～

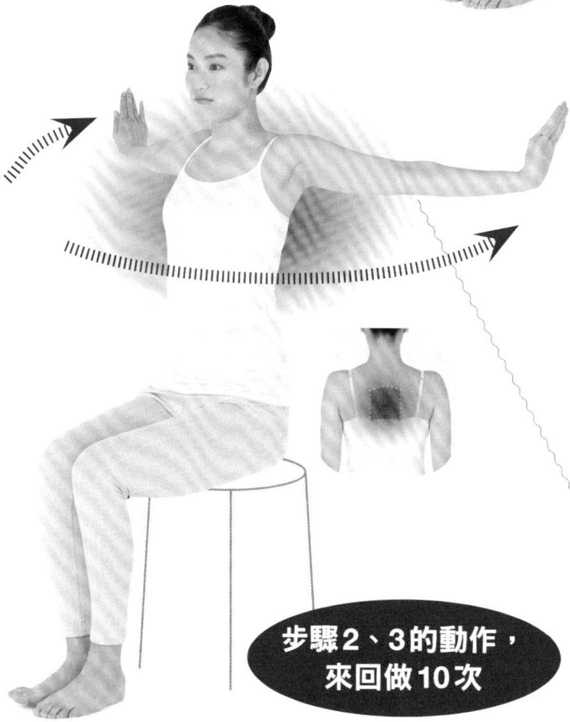

3 雙手微伸到身體後方

手臂維持相同高度，
伸到身體側邊往後約10cm的位置。

NG

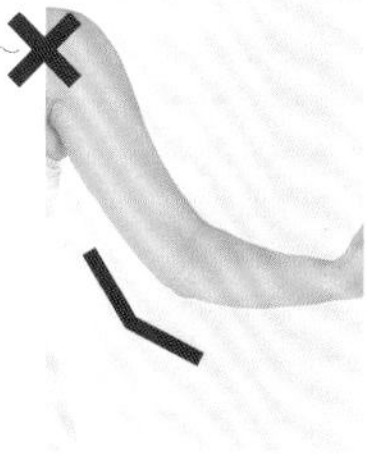

手肘彎曲。

步驟2、3的動作，來回做10次

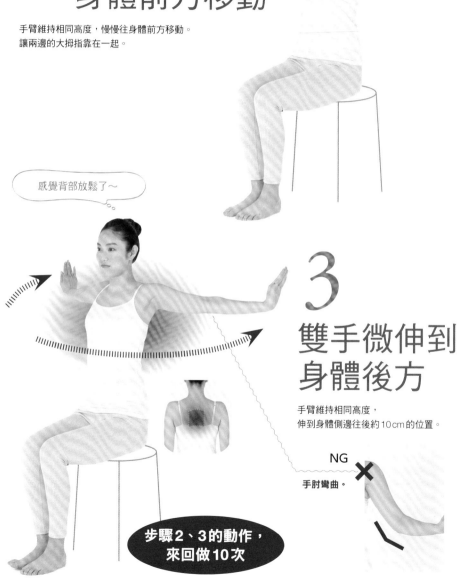

腿部水腫

切勿輕忽！血液和淋巴循環可能會惡化

小腿肚

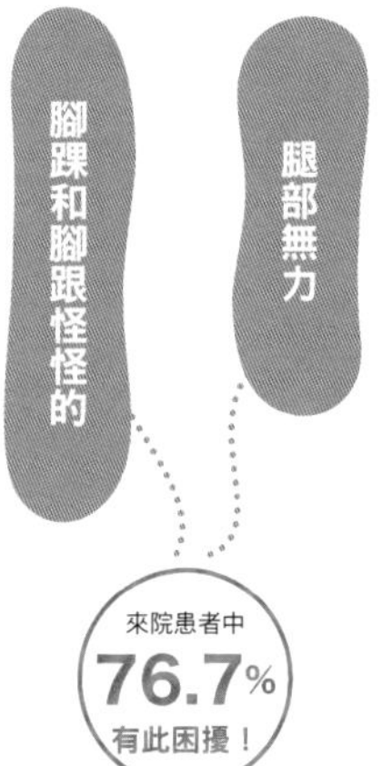

小腿肚和腳踝水腫變嚴重的話，會看不見阿基里斯腱及踝骨。穿鞋和穿褲子的時候會覺得很緊，腳會被鞋子磨傷，加上小腿肚覺得無力且沉重，會很不想爬樓梯。此外，還會有種皮膚上多蓋了一層皮的感覺，觸覺變得不靈敏。若輕忽水腫的問題，會造成血液及淋巴循環阻塞，代謝率低落，小腿肚和腳踝脂肪增加，腿部因為靜脈功能異常而透出細細的紫色和紅色血管。

小腿肚又被稱作是人類的第二心臟，可以像幫浦一樣，將血液送到全身。一旦小腿血液循環不佳，身體就容易感到疲憊無力。如果覺得「只是水腫」而置之不理，身體會出現愈來愈多不適症狀。水腫超過1天都沒有消退，按壓皮膚會有無法回彈的凹陷時，或許就是生病的徵兆。快去找醫生看看吧。

因為身體構造的關係，下肢的血液容易鬱積在鼠蹊部（血管裂孔、大腿靜脈、髂腰肌）、大腿內側（內收大肌、內收肌通道）、膝蓋後側（膝膕靜脈、膕肌）等三個地方。這幾處的肌肉變硬時，會壓迫到周圍的血管，導致血流積聚。平常多多按摩放鬆這三個容易僵硬的位置，就是消水腫的小祕訣。

鼠蹊部～膝蓋內側
僵硬時…

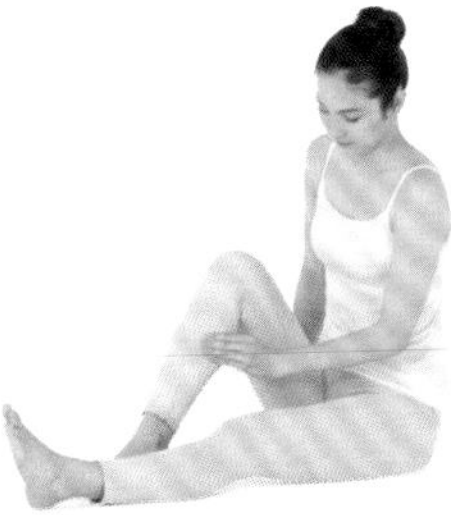

捏小腿肚時
會覺得疼痛。

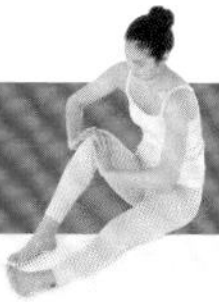

3點按壓

操作後…

快速 緩解不適

- 可以更輕鬆地墊腳尖。
- 踏步時覺得輕快。

透過持續練習 改善體質

1週內能消除走路及爬樓梯的倦怠感，持續2個月後會發現腳踝周圍出現纖細線條。

水腫通常伴隨著代謝率低落及倦怠感

水腫代表體內存在多餘的水分，這也是造成代謝率下降及倦怠的原因，千萬不可大意輕忽。消除水腫可以暢通有「體內下水道」之稱的淋巴系統，促進老廢物質排出體外。

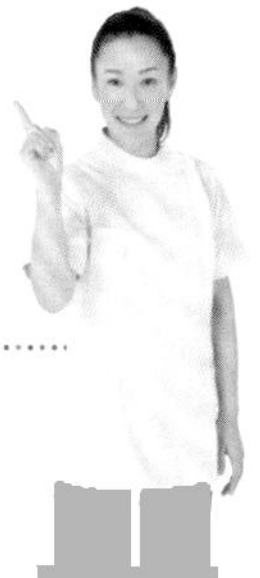

腿部水腫

小腿肚

3點按壓

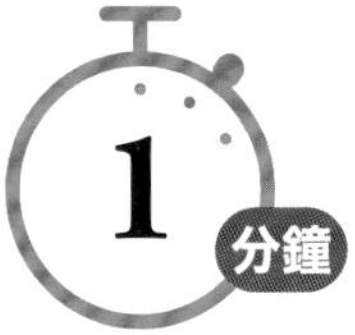

針對血液循環容易鬱積的鼠蹊部、大腿內側及膝蓋後側等三點進行調理。按壓這三點再放開，可感覺血流瞬間增加，僵硬的肌肉也會放鬆。當肌肉自由伸縮時，血液循環的幫浦機能也能獲得改善，進而消除水腫。

速效等級

低　普通　高

How to

1 以大拇指按壓鼠蹊部

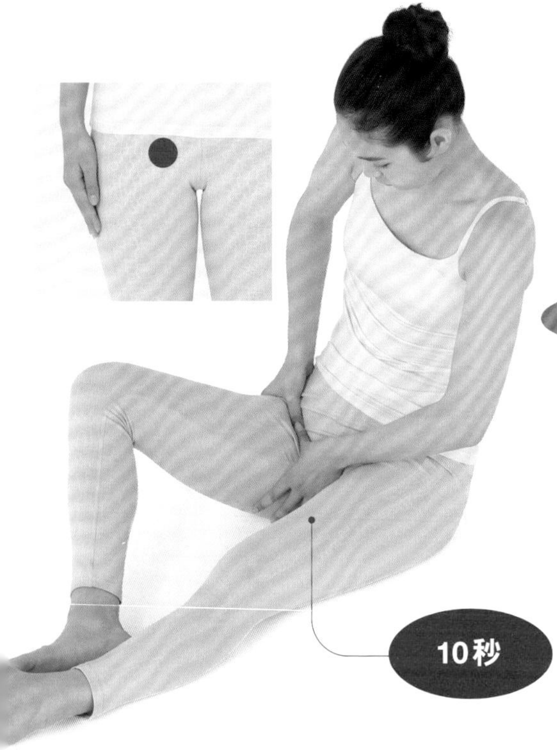

坐在地板上，
雙手大拇指交疊在大腿及
軀幹交界（鼠蹊部）的正中間，
往下按壓10秒後，慢慢地離開大腿。

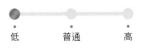

2 以大拇指按壓大腿內側下半部

手握住大腿內側下方4分之1處，
雙手大拇指交疊。
在感覺僵硬的位置按壓10秒，再慢慢地鬆開。
以有點痠痛的程度重壓。

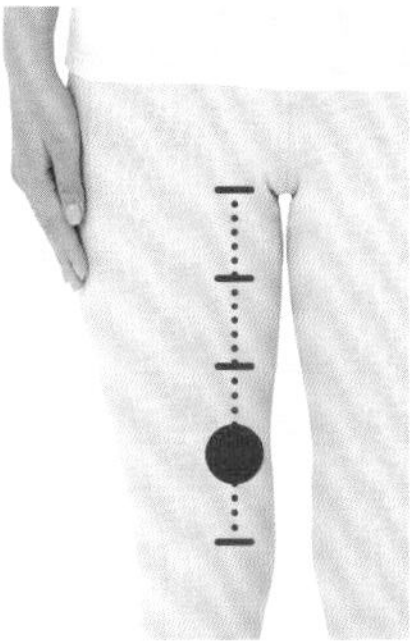

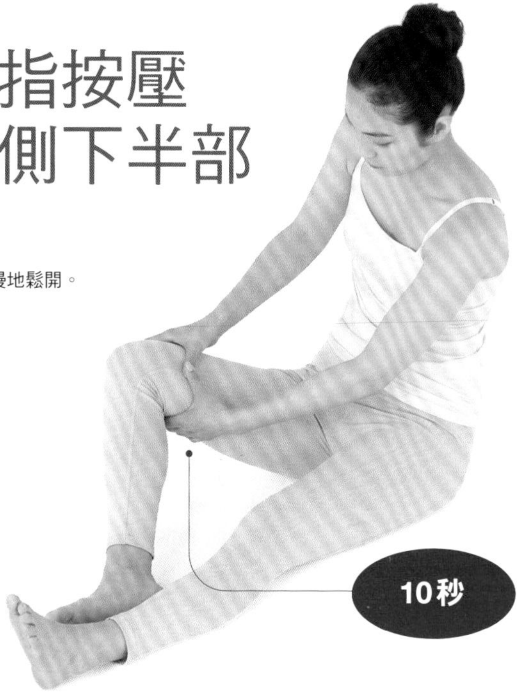

3 以大拇指按壓膝蓋後側

單腳屈膝，雙手握住膝蓋，大拇指交疊。
在膝蓋彎曲處的後側按壓10秒，
再慢慢鬆開手指。

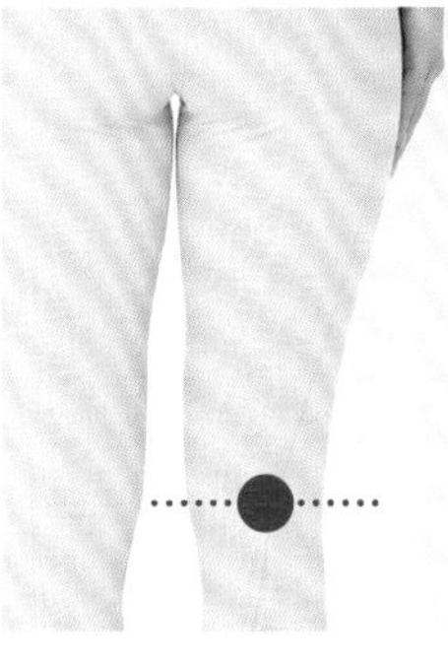

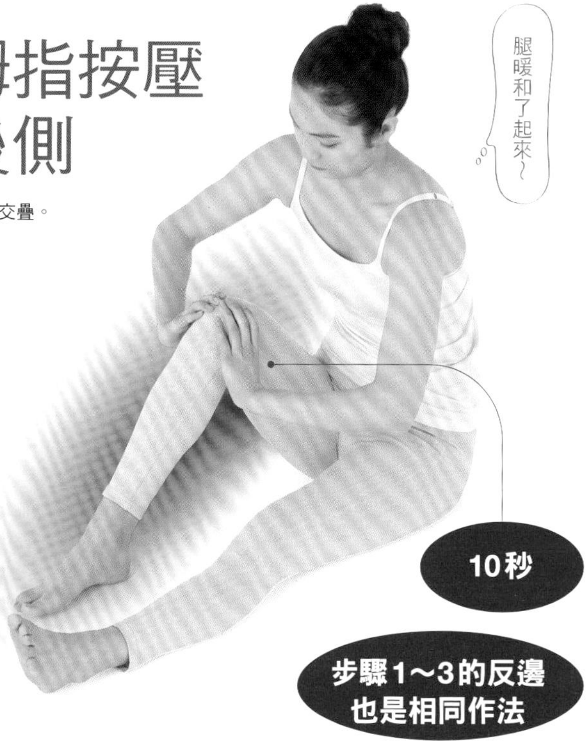

步驟1～3的反邊也是相同作法

鈴木奈美女士（50歲）的煩惱

您當初來到本院的時候，
看起來真的很不舒服呢。

鈴木奈美女士

是呀！**頭痛**太嚴重了，一直在吃止痛藥，
現在只剩下一種藥還有效。
而且還因為藥吃太多而**胃痛**，最後還得吃胃藥（苦笑）。

當時**常常昏睡**，連做家事都覺得痛苦。
當女兒問我「媽媽，我肚子餓了，你還在睡嗎？」
我卻只能回答「吃冰箱裡的冷凍義大利麵吧」，心裡真的很難過。

您應該也**去過不少醫院**吧？

說到這個，當時不管去哪間醫院都跟我說原因是**上了年紀或是壓力大**，這種不痛不癢的話。我可是痛到連止痛藥都治不了，甚至要吃感冒藥了呢。

鈴木女士的問題是出在**胸大肌、腹部肌群和菱形肌**，這些肌肉都變成「僵硬肌」了。

聽到您這麼說時，我簡直就像大夢初醒，
甚至有了「或許能夠治好」的希望！

這也要歸功於鈴木女士認真地進行**自我護理**。

「**找到頭痛的原因**，看到治癒的希望後，還得靠自己的努力」，
這種心態上的轉變，對我而言意義非凡。

身邊還有位能夠溫柔傾聽的先生，真的很棒呢～

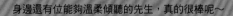

對呀～但如果把我所有的症狀都告訴老公，估計會嚇得他
癱在地上，站都站不起來了吧（苦笑）。

產後實在太不舒服，辭職後變成什麼都做不了的狀態

原本我一直在綜合事務工作上非常努力，但是在30幾歲後半生產後，因為身體狀況太差，只好放棄工作。可能是因為高齡生產的關係，身體撐不住吧。

最初找上今村整復師接受治療時，我43歲。那時的我有嚴重肩膀僵硬的困擾。因為肩膀僵硬惡化導致頭痛，只能依靠止痛藥過活。和人約好的會面都只能含淚取消，對於明明沒有在工作卻只能躺著的自己，感到無比的厭倦。女兒也常對我說「媽媽，妳一直在睡覺」……

「媽媽一直在睡覺」聽到這句話，心裡既痛苦又難堪。

身體動不了時，更別提煮飯了，我愈來愈常拿冷凍食品來交差。雖然老公對此沒有半句怨言，但是自責的念頭和罪惡感，都讓我備感壓力。

除此之外，我還有手腳冰冷，腿腳無力的問題。稍微勉強自己做飯，就會累到不行。經前症候群非常嚴重，也沒人能懂。

邁入40歲之後，各種不適症狀接踵而至，我也經常因此臥床休息。身為一個全職主婦，這種狀態看起來就像在「偷懶」……對此我感到很自責，對於家人也是充滿歉意。

就算身體再怎麼不舒服，外觀上沒有流血，看起來就是跟「一般人」沒兩樣。有時候

會情緒低落到出不了家門一步，還會因為精神狀況不穩定遷怒於老公和女兒，甚至懷疑自己是不是罹患憂鬱症。由於正值更年期的年齡，到醫院檢查時，各種數值都在正常範圍內。我的頭痛無法透過醫學找到原因，各種不適不知從何下手，令人感到絕望，最後只能接受荷爾蒙療法。

雖然痛得難受，卻搞不清楚自己的症狀是什麼…

最初和今村整復師對話時，我只能說出「肩膀和頭一直都很痛」，這種很籠統的說明。我自己也搞不懂到底是怎麼回事。不過，持續依循整復師指導進行自我護理的過程中，才漸漸理解自己身體的細節，原來是「因為肩頸僵硬而產生頭痛，才變得倦怠」。發現自己一直處於頭部往前突出的駝背狀態後，我開始有意識地挺起胸膛，收回頭部及下巴，將左右肩胛骨往脊椎靠攏，並且挺直背部。充分了解自己的身體，自我護理也有確實地做到之後，症狀也逐漸好轉。

肩膀硬梆梆，常在夜裡醒來。

一開始讓我最有感的是，終於能好好地睡上一覺。當時因為肩膀嚴重僵硬，身體經常過度緊繃，不僅很難入睡，夜裡也會醒來好幾次。

睡眠品質不好的時候，隔天當然就會累積疲勞，身體還是覺得很不舒服。可以好好睡覺之後，不僅疲憊感消失，身體各個部位的可動區域也變得更廣泛了。晾衣服時手腕可以伸直舉高，和過去的差別十分明顯。以前要勉強自己才能做到的日常動作，現在也都能輕鬆完成，比較不容易感到疲憊。

開始進行增加頸部活動度的自我護理動作一個月後，身體的各種疼痛和不適感都逐漸消失，不知不覺中，就不再需要止痛藥了。

身體能夠自由地活動之後，我在生活上有了大幅度的轉變，連今村整復師都嚇了一跳。我開始重新練習暫停已久的古典芭蕾舞，表現方面也有顯著地提升。以前，我很討厭照鏡子。但是現在身體變緊實了，可以自信地穿上顯露出身體線條的緊身芭蕾服，女兒在一旁看著，也開始跟著我一起學習芭蕾舞。

何其有幸能在50幾歲重拾曾經放棄的夢想

其實，我小時候曾經夢想著穿上漂亮的衣服，站在舞台的聚光燈下。長大之後，總覺得將那樣的夢想說出口都顯得狂妄。不過，我卻在邁入50歲時圓了當時的夢。現在，芭蕾就是我生活的動力。

疼痛感消失之後，我才能更精準地與自己的身體對話。而且，確實地掌握身體狀況，也能讓日常的身體保健變得更輕鬆簡單。舉例來說，察覺到自己姿勢不良，才有辦法及時修正，進而預防不適症狀產生。我不僅如願參與芭蕾的發表會，技巧也隨著年齡增長不斷地提升。今年也有演出的計畫，現在上課都覺得非常開心呢。

Chapter 4

宛如孽緣的女性煩惱

生理痛…1

腰部下方

骨盆關節鬆弛而產生特殊的悶痛感

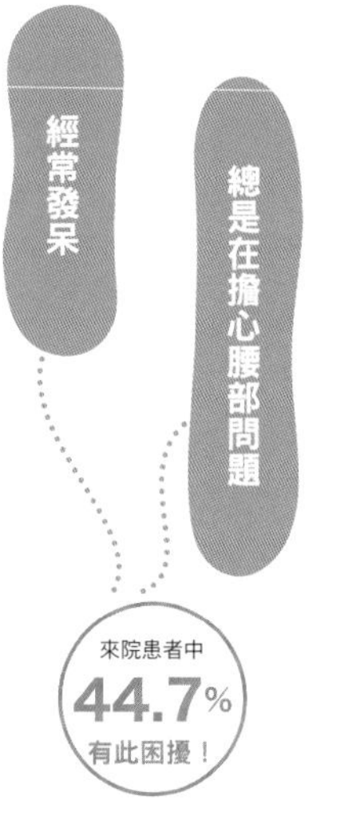
經常發呆
總是在擔心腰部問題
來院患者中
44.7%
有此困擾！

生理期的腰痛與一般腰痛不同，腰部下方的薦髂關節周圍會有一陣陣的悶痛感。這種疼痛可以透過熱敷緩解，因此，很多人會使用暖暖包來熱敷。

生理期的過程中，身體會分泌一種名為「鬆弛素」的女性荷爾蒙，讓骨盆韌帶變得比平常還鬆弛。為了支撐骨盆，腰部周圍的髂肌、多裂肌及迴旋肌會被激發作用，進而引起特殊的腰痛。這種時候如果能穩定骨盆關節，就不需要過度使用腰部周圍的肌肉，疼痛也能得到緩解。

其實，如果腹肌本身的力量夠強，不使用腰部周圍的肌肉也能支撐骨盆關節，但是若因運動不足導致肌力逐漸下降，便會造成疼痛。舉例來說，進行起立等瞬間動作造成腹壓升高而使經血突然湧出的情況，就是腹肌力量減弱的緣故。也有些人在學生時期還有足夠的肌力，因此沒有生理痛，但是出社會之後反而有生理痛的問題。生理期間擔心腰痛和經血，甚至因為血液循環不佳造成工作無法集中，經常發呆等等，許多人因此十分依賴藥物。希望各位務必嘗試看看，改變自己的身體使用方式。

使用大腿的股四頭肌時會連動到腹肌，建議大家走路時可以邁開步伐，坐下時則是可以在原地踏步。

股四頭肌
僵硬時…

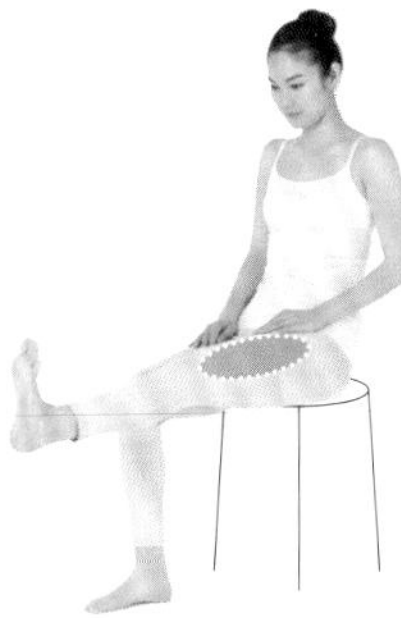

坐在椅子上時，
膝蓋無法伸直。

股四頭肌屈髖

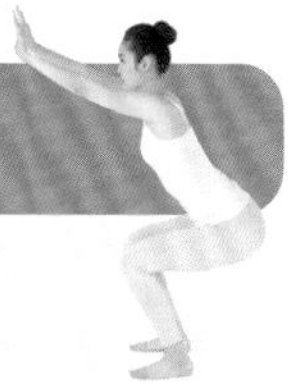

操作後…

快速 緩解不適

● 可以使用到大腿前側肌肉，能感覺到肌肉張力。

透過持續練習 改善體質

1週內就能改善坐姿。持續2個月後可改善腿部水腫的問題。感覺生理痛時，每天練習這個動作，就可以擺脫對止痛藥的依賴。

重新啟動運動不足的身體

在日常生活中，容易出現疼痛的部位通常是負擔較大的地方。由於運動不足，疼痛更有逐年加劇的傾向。其實只要有意識地增加步行的步數，就能同時達到緩解疼痛和增加運動量的效果。

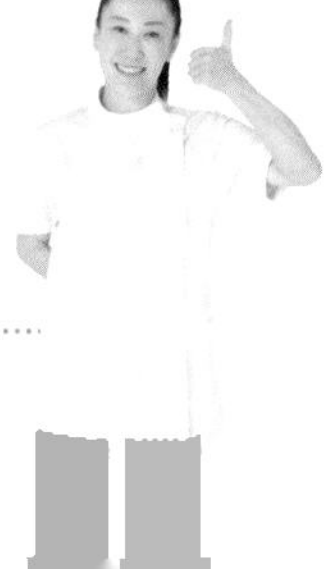

生理痛…①

腰部下方

股四頭肌屈髖

藉由這個體操動作可活動到大腿前側的股四頭肌。股四頭肌具有和腹肌連動的特質，當腹肌在作用時，可以穩定骨盆關節，進而減輕生理期的腰痛。感覺疼痛時就做這個動作，不但可以舒緩疼痛，同時也能緩解腿部水腫的問題。

10 秒

速效等級

低　普通　高

How to

1 站立，手撐牆面

面牆站立，雙腳張開與肩同寬，雙手撐牆。

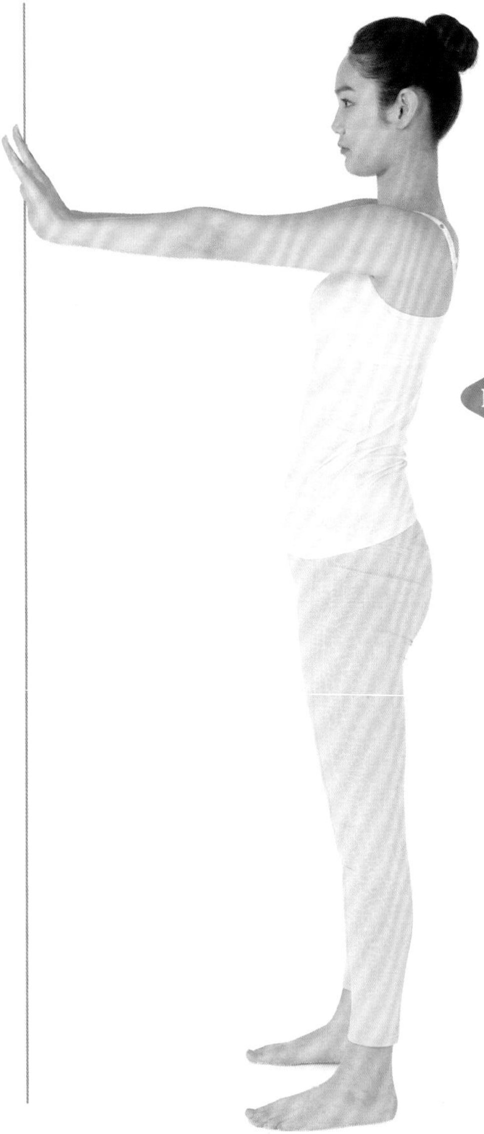

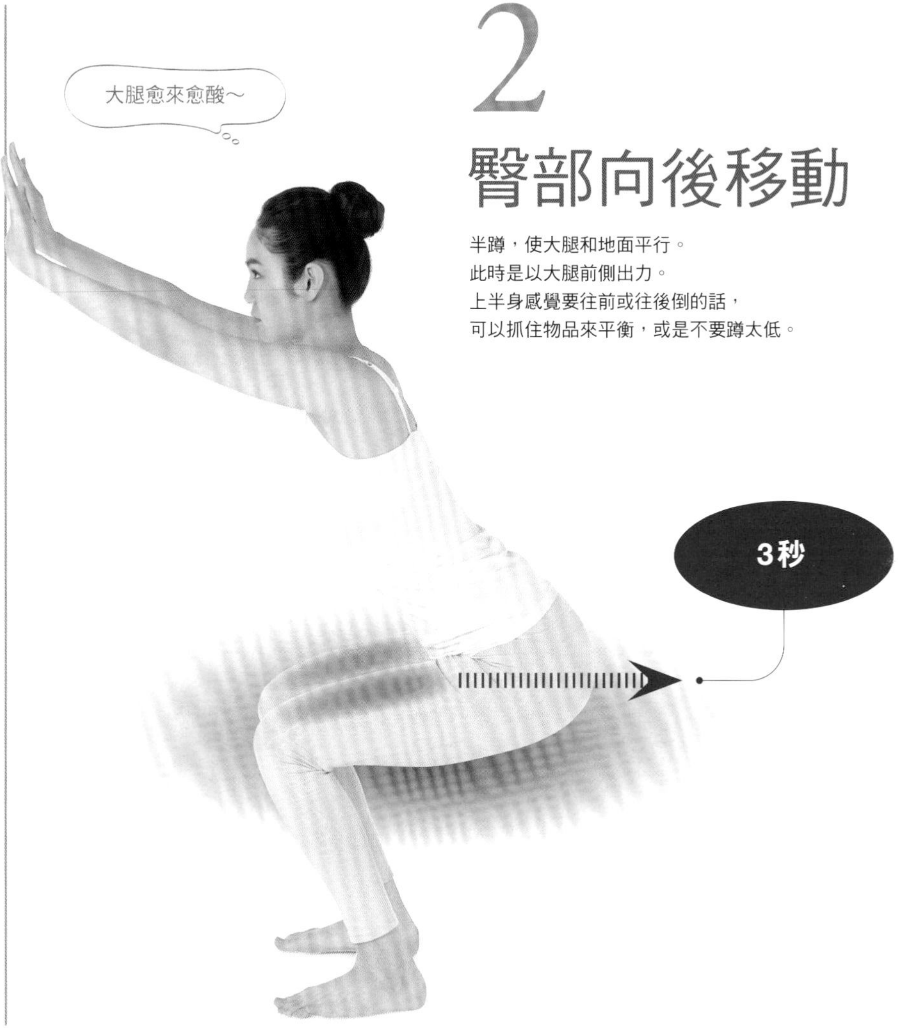

2 臀部向後移動

半蹲，使大腿和地面平行。
此時是以大腿前側出力。
上半身感覺要往前或往後倒的話，
可以抓住物品來平衡，或是不要蹲太低。

3 伸直膝蓋

維持半蹲姿勢3秒後，膝蓋打直，站起來。

重複 3～5次

生理痛…2

下腹部

血液循環不良和受寒會引起子宮收縮而疼痛

生理期前即生理期間的前半段會感覺到下腹部疼痛、緊繃及悶痛，是由於身體受到女性荷爾蒙影響造成子宮收縮所致。子宮為了排出鬱積的經血，會強力收縮，進而產生刺痛感。有點類似拉肚子的強烈疼痛，但是吃了止痛藥卻沒有什麼效果。姿勢不良及體寒會使子宮肌肉變硬，導致疼痛加劇。

有些人還會有貧血、焦慮、疲倦想睡、缺乏動力、痛到只能臥床、心情憂鬱低落等問題。因疼痛無法動彈，或身體前腰的姿勢使骨盆向後傾斜，導致子宮彎曲，會使經血更加難以排出，陷入惡性循環的狀態。

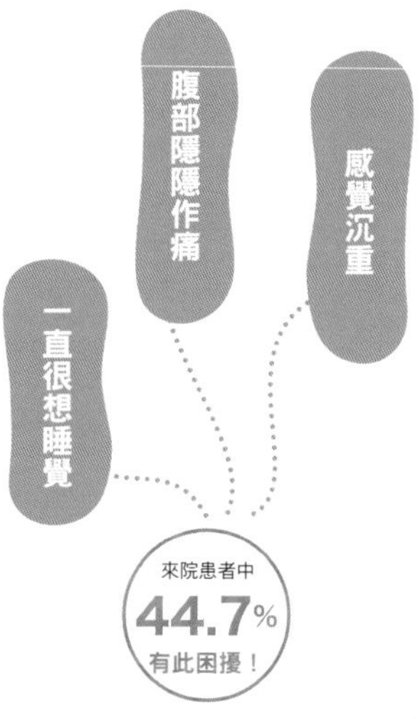
感覺沉重
腹部隱隱作痛
一直很想睡覺
來院患者中
44.7%
有此困擾！

臀部到膝蓋後側
僵硬時…

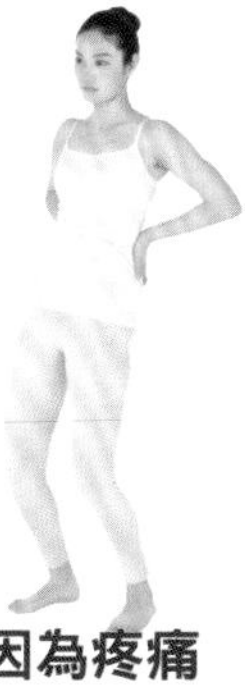

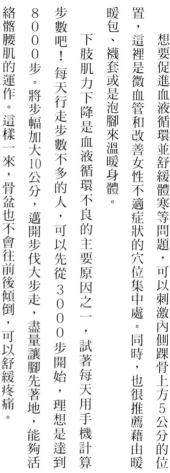

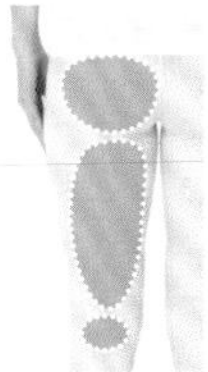

會因為疼痛
而無法挺腰向後仰。

手抓腳尖站立

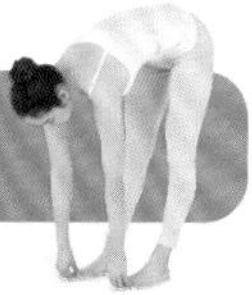

操作後…

快速 緩解不適

血液循環順暢，
同時減輕疼痛
- 身體變暖，微微出汗。
- 排出子宮鬱積的經血。

透過持續練習 改善體質

可以更輕鬆地擺脫刀刺般的腹部疼痛，月經來時進行這個動作，還能減少皮膚粗糙和食慾增加的情況。

想要促進血液循環並舒緩體寒等問題，可以刺激內側踝骨上方5公分的位置，這裡是微血管和改善女性不適症狀的穴位集中處。同時，也很推薦藉由暖暖包、襪套或是泡腳來溫暖身體。

下肢肌力下降是血液循環不良的主要原因之一，試著每天用手機計算步數吧！每天行走步數不多的人，可以先從3000步開始，理想是達到8000步。將步幅加大10公分，邁開步伐大步走，盡量讓腳先著地，能夠活絡髂腰肌的運作。這樣一來，骨盆也不會往前後傾倒，可以舒緩疼痛。

排毒的好機會

在生理期間改善下半身血液循環，是排毒和提升代謝率的好時機。將「生理期間增加體重也是無可奈何」的狀態改變為「即使生理期也不會增加體重」吧！

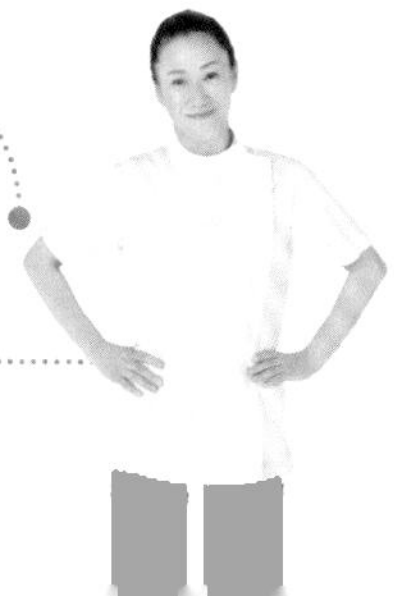

生理痛…②

下腹部

手抓腳尖站立

10秒

抓住腳趾蹲下再站起來，可以伸縮大腿前後的肌肉，促進下肢血管的幫浦機能，改善血液循環。此外，骨盆內的肌肉也會連動，可以改善子宮內部環境，讓子宮穩定收縮，順利排出經血。

How to

1 蹲下，抓住腳趾

蹲下，以雙手大拇指及食指分別抓住左右腳的拇趾。

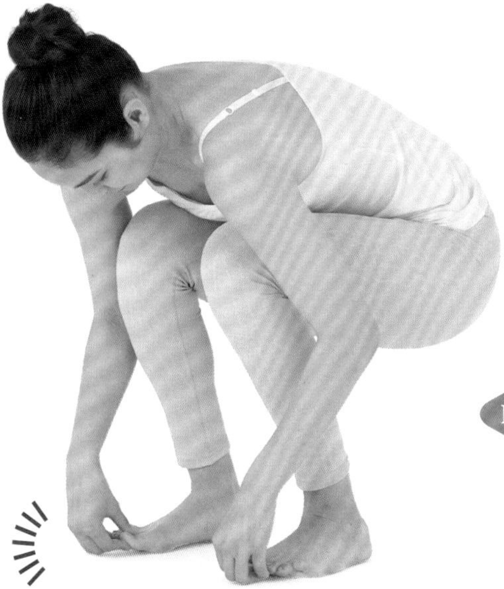

做不到的人

抓不到腳趾的人，可以改用雙手握住腳踝。沒辦法同時抓住兩邊的拇趾的話，只抓其中一邊也行。

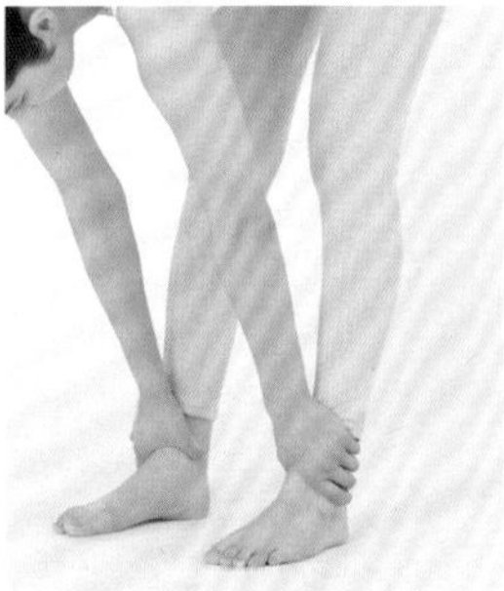

速效等級

低　普通　高

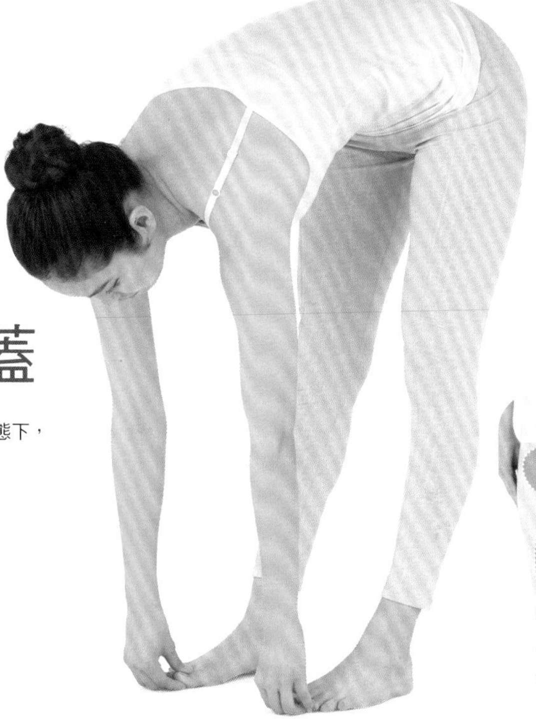

2 伸直膝蓋

在雙手抓住雙腳拇趾的狀態下，
膝蓋伸直。

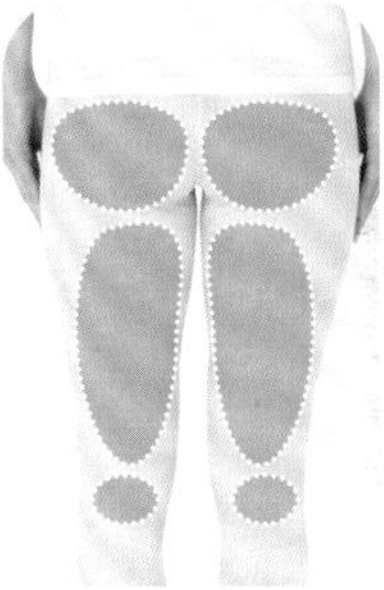

下腹部不痛了～

3 接著往下蹲

繼續抓住雙腳拇趾，
往下蹲。腳跟離地也OK。

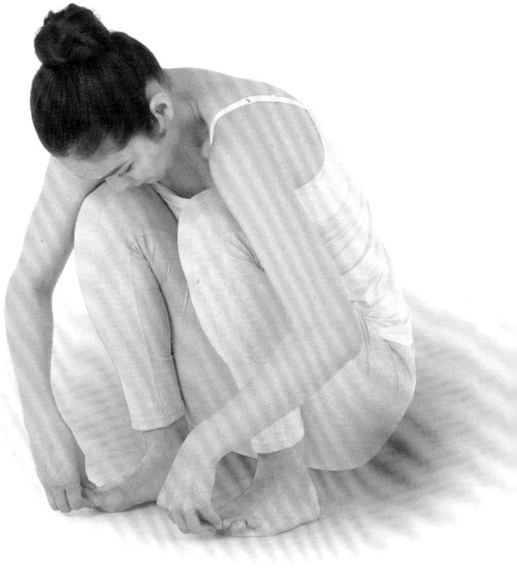

重複5次

PMS（經前症候群）

藉由改善骨盆內血液循環可控制症狀

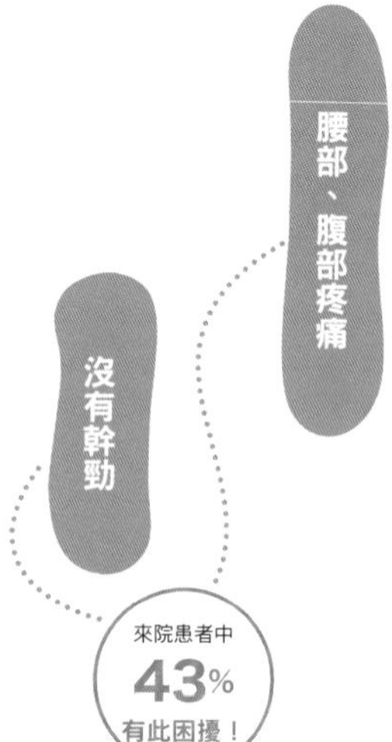
腰部、腹部疼痛
沒有幹勁
來院患者中
43%
有此困擾！

PMS（經前症候群）包含了缺乏幹勁、倦怠、不安、焦躁、想睡、肚子痛、腹部緊繃、腰痛、食慾增加等各種面向的症狀。在男性及沒有PMS困擾的女性眼中，PMS患者容易被誤以為是「懶惰的人」或「焦躁的人」。周圍的眼光容易對患者造成更大的壓力，在身體不適而無法動彈時也會感到自責。周遭的不理解，會將PMS帶來的痛苦放大數倍。

PMS據說是受到雌激素及黃體素這兩種荷爾蒙的分泌量增減的影響造成的。雌激素會影響血液中脂質增減，是具有脂肪蓄積作用的荷爾蒙。黃體素則是具有使體溫上升及促進基礎代謝作用的荷爾蒙。這兩種荷爾蒙都是透過血液從卵巢分泌出來的，而卵巢就位於骨盆內，因此，改善骨盆內血液循環是非常重要的一件事。骨盆內血液循環順暢的話，不僅能減輕症狀，還有機會在經期過程中順利減重。以雌激素的脂肪蓄積作用為例，如果身體狀況良好，身體就會判斷「現在不需要儲存脂肪」。

覺得身體不舒服的時候，不要只是躺著，可以摩擦雙腿及腳踝，做一些促進血液循環的動作。坐著的時候，確實地將雙腳腳底踩在地面上，可避免骨盆後傾導致血液循環不良的狀況。

恥骨肌、腹直肌
僵硬時…

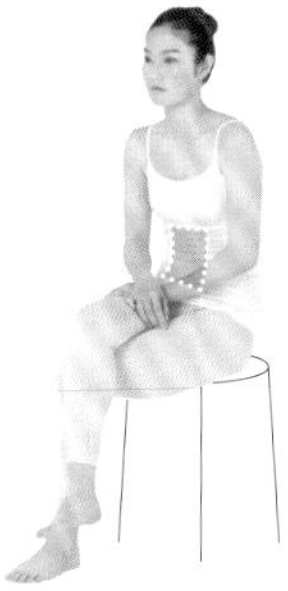

會覺得雙腳交疊比較舒服。

骨盆幫浦體操

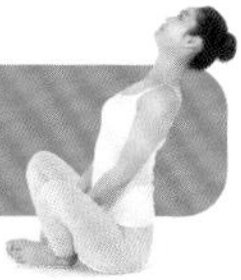

操作後…

快速 緩解不適

●腹部的緊繃感獲得緩解。
●腰部變輕盈。

透過持續練習 改善體質

1週後，早上睡醒不再覺得累。持續2個月後，臀部到大腿都覺得變輕鬆了。

防止情緒低落

PMS容易伴隨著心情沮喪及沒自信等情緒問題。透過調理骨盆環境，可以有效地防止情緒低落，不再以「可能出現那個症狀」為由而輕言放棄。

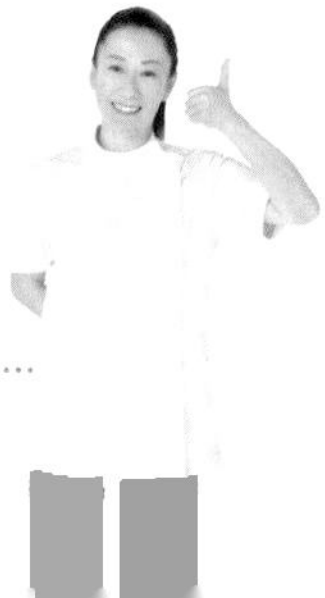

PMS（經前症候群）

骨盆幫浦體操

藉由前後轉動骨盆的動作，使骨盆內髂肌及腹部的腹直肌出力，讓骨盆維持在正確位置上。伸展臀部的臀中肌及大腿的內收肌、闊筋膜張肌，使用到腿部肌肉，就能改善下半身的血液循環。

30秒

速效等級

低　普通　高

How to

1 雙腳腳底相互貼合

坐在地板上，雙腳腳底相互貼合。
如果覺得這個姿勢太緊繃的話，也可以改成盤腿姿勢。

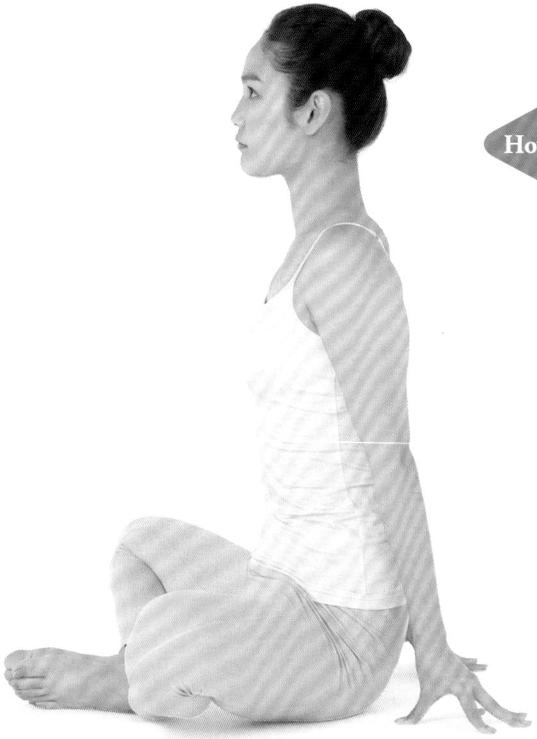

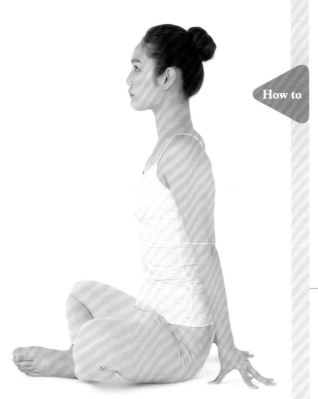

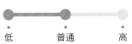

2 上半身往前彎

雙手抓住腳尖，
想像額頭要貼到腳的感覺，
將上半身往前慢慢下彎。

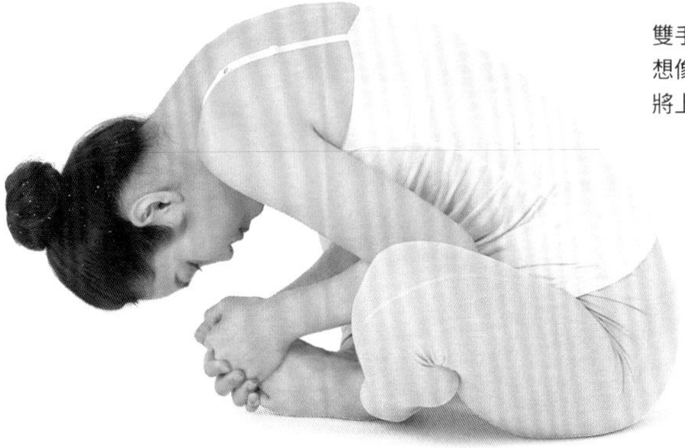

3 上半身往後仰

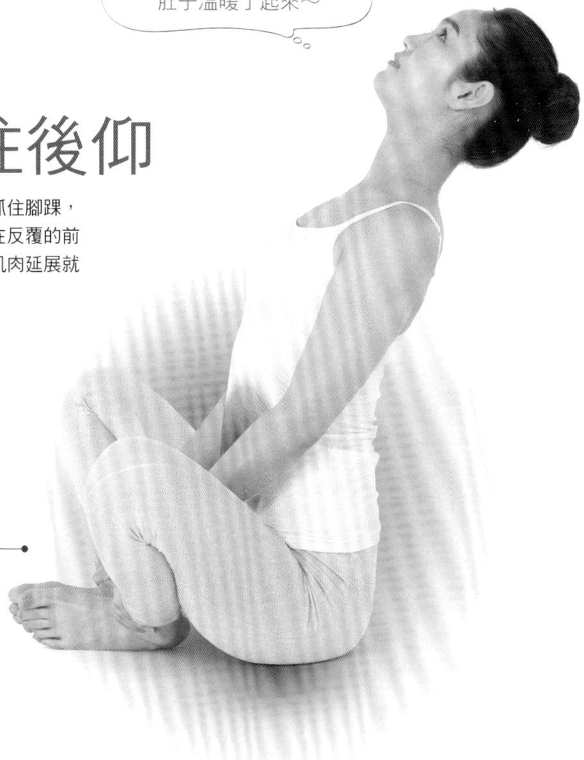

盡量將身體往前下彎後，手抓住腳踝，上半身慢慢抬起，往後仰。在反覆的前後彎曲動作時，感覺到大腿肌肉延展就代表做對了。

重複5次

熱潮紅

身體發熱的真正原因是胸鎖乳突肌緊繃？

一直覺得有點熱

經常發呆出神

來院患者中 **25.2%** 有此困擾！

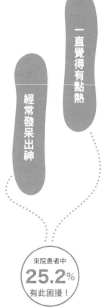

有些人會感到頭部充血、像上火一樣的感覺或緊張加劇，還有很多人會懷疑自己可能是發燒，臉變得通紅，並且經常因為臉上大量出汗或脫妝而煩惱，這就是所謂的潮熱紅。35歲之後較容易出現這樣的症狀，在容易緊張的人之中也很常見。患者之中可能會有些出乎意料的人，但其實熱潮紅並不是女性特有的問題。此外，我也經常從患者口中聽聞，他們沒辦法穿戴項鍊、高領衫、圍巾等，會圍住脖子的衣物、配件。

有熱潮紅困擾的人，通常是因為負責刺激身心活躍作用的自律神經——交感神經較亢奮，所以很難放鬆。容易有焦躁、壓力大、疲勞難以消除的問題。患者中也有很多認真遵守規範，覺得「一定要○○才行」，非常嚴以律己的人。

有熱潮紅困擾的人，頸部前側的胸鎖乳突肌大多都是僵硬的。原本，頸部應該由頸部後側的肌肉支撐，但是因為緊張而聳肩時，鎖骨也會隨之往上提，造成頸部後方過度緊繃僵硬。這樣一來，就必須由頸部前側的胸鎖乳突肌來支撐。這個部分的肌肉過於僵硬時，就像自己掐住自己的脖子一樣。胸鎖乳突肌的僵硬問題獲得緩解時，頸部及鎖骨上方的緊繃感也會消失，頭部不再有充血的狀況，就能解決熱潮紅的問題了。

胸鎖乳突肌
僵硬時…

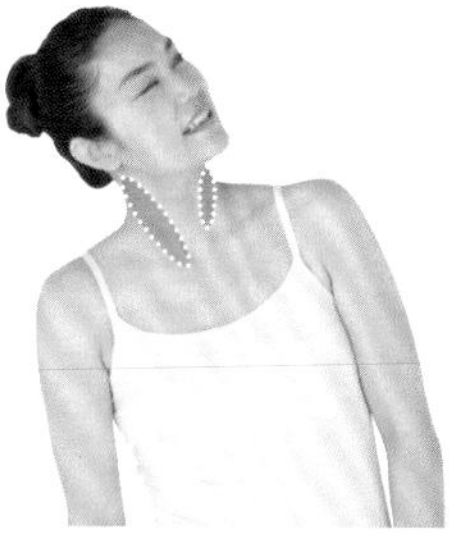

脖子左右轉動時
會有卡住的感覺。

胸鎖乳突肌伸展

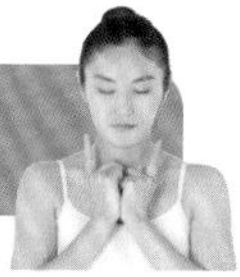

操作後…

快速 緩解不適

緩解熱潮紅
- 上衝到頭部的血流恢復正常。
- 臉部出汗狀況減緩。

透過持續練習 改善體質

1週內可以感覺到頭部變輕盈。持續3個月後，可以減緩下顎的疲勞及緊咬牙齒的問題。穿高領衫也不再覺得難受了。

有效消除頸部僵硬

這個動作也能有效消除耳下周圍的頸部僵硬問題。如果脖子覺得不舒服，而且有揉脖子的習慣，可能就是胸鎖乳突肌過度緊張造成的。當這部分放鬆後，脖子會感覺輕鬆舒暢，頸部線條也會變得更加美麗。

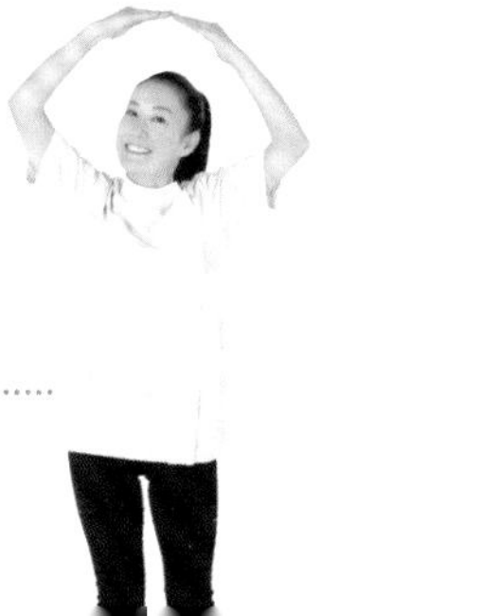

熱潮紅

胸鎖乳突肌伸展

30秒

藉由這個伸展動作可以放鬆僵硬的胸鎖乳突肌。按壓位於喉結外側，胸鎖乳突肌前緣的「人迎」穴道，可以舒緩胸鎖乳突肌的僵硬。脖子感覺變輕鬆後，上衝到頭部的血流會恢復正常，不容易出現熱潮紅的問題。

速效等級

低　普通　高

How to

1 手指按壓脖子根部

下巴往前伸，感覺到脖子有浮出的肌肉，
就是胸鎖乳突肌。
用稍微感到痠痛的力道按壓位於喉結側邊的胸鎖乳突肌。

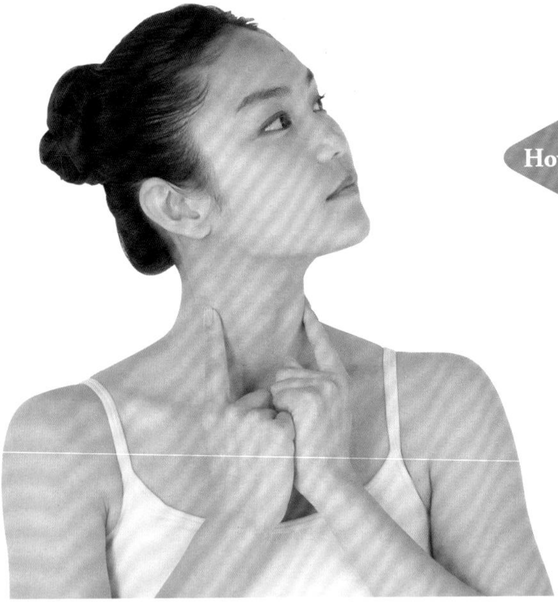

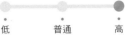

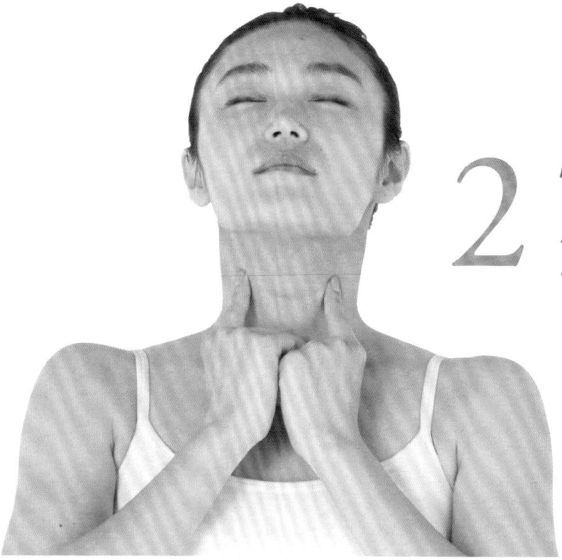

2 慢慢地深呼吸

手指持續按壓，
吸氣3秒，
再吐氣3秒。

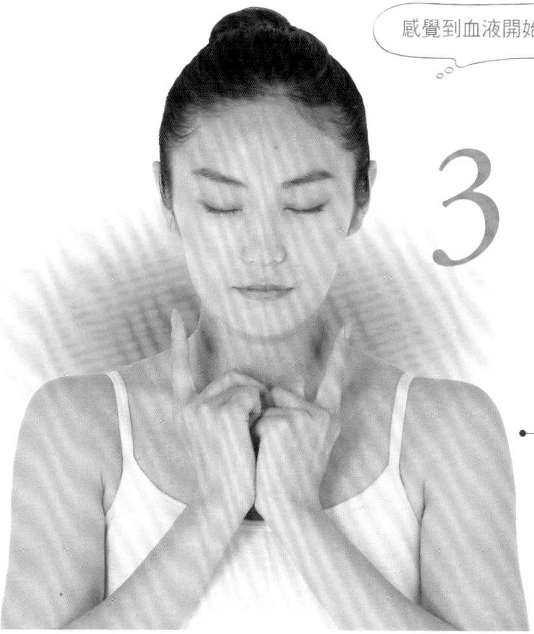

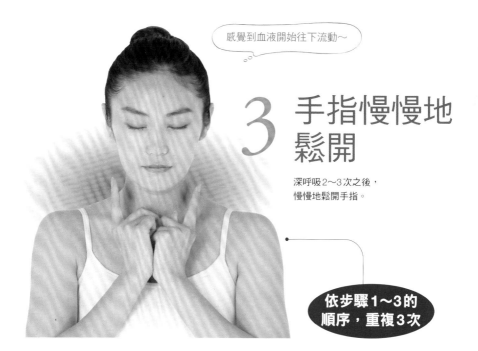

3 手指慢慢地鬆開

深呼吸2～3次之後，
慢慢地鬆開手指。

依步驟1～3的順序，重複3次

漏尿

因生產及肌肉量下降引發的漏尿問題

在打噴嚏、小跑步、站起來的瞬間，即使沒有尿意，也會有無法控制的尿液漏出。女性生產時，小孩通過產道時會使骨盆底肌群延展鬆開，若同時還有肌力不足的問題，就容易引起漏尿的問題。原本就不擅長運動，且肌肉量不高的人，可能不常使用到大腿內側的肌肉，坐下時腿也會自然地張開。此外，由於下腹部髂腰肌衰弱無力，雖然可以成功減重，但是小腹卻還是突出。如果是透過飲食控制成功瘦下來的人，很有可能是因為肌肉量降低，體重才跟著減輕，需要多加留意。

在意突出的小腹

擔心要跑廁所

產後婦女及70歲以上的族群之中，
每10人就有1人

來院患者中
25.3%
有此困擾！

骨盆底肌群衰弱和骨盆內的深層肌肉衰弱，是同樣的意思。沒有適當支撐而下垂的子宮，會產生血液循環不佳、經前症候群及生理痛等問題。甚至有人過了更年期之後，發生子宮脫垂的狀況。建議各位平常就要多活動鍛鍊。

例如，等紅燈的空檔，雙膝靠攏並且將兩腿彼此緊貼著站立，也是有效的鍛鍊方法。藉由雙腿貼合的狀態下站起來，或是雙膝併攏後坐下等動作，盡量地使用大腿內側的內收肌。這樣一來，也會使用到與內收肌連動的骨盆底肌群。

骨盆底肌群
僵硬時…

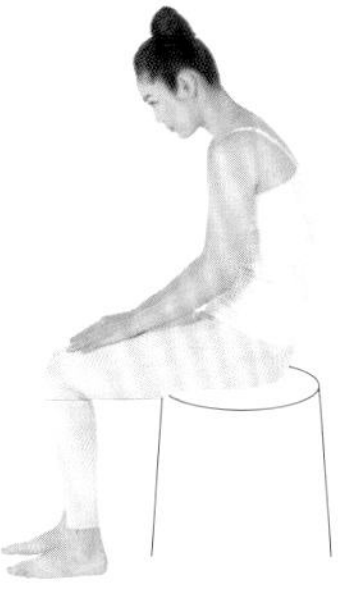

總是忍不住想靠著椅背。

提升收縮力伸展

操作後…

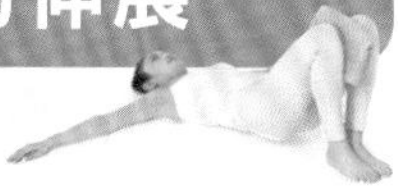

快速 緩解不適

●感覺大腿內側變緊實。

透過持續練習 改善體質

1週內可以舒緩躺臥時的腰痛。持續認真練習2個月，就可以感覺到漏尿的頻率下降，即使腹壓上升也能忍住。大腿及腹部也會變得更緊實。

讓身體可以安心活動

不用做什麼很困難的動作，只要有意識地使用大腿內側肌肉就能同步鍛鍊骨盆底肌群。小跑步、打噴嚏或跳躍都不用再擔心漏尿，讓生活回到正軌。

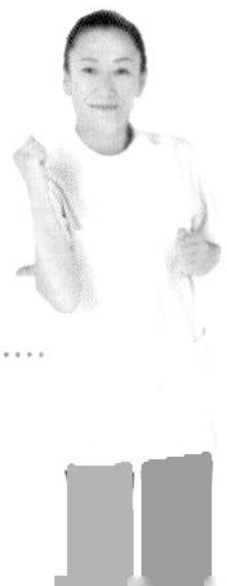

漏尿

提升收縮力伸展

1 分鐘

雙腳夾緊，腹部用力，可以讓骨盆底肌群更容易發揮作用。當大腿內側的內收肌及腹部的腹橫肌、骨盆底肌群可以相互連動使用時，即使腹壓升高也不會再漏尿了。此外，還有瘦肚子跟瘦大腿的效果。

速效等級

低　普通　高

How to

1 雙手張開，呈仰躺的姿勢

仰躺在地上，肩膀放鬆，雙手張開，
手臂與肩膀維持在相同高度。

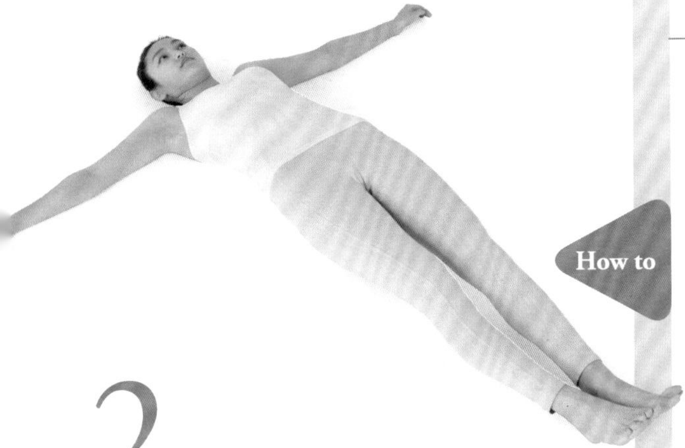

2 立起膝蓋

將雙腳膝蓋立起，腳跟在膝蓋底下的感覺。
膝蓋之間夾著毛巾。

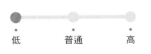

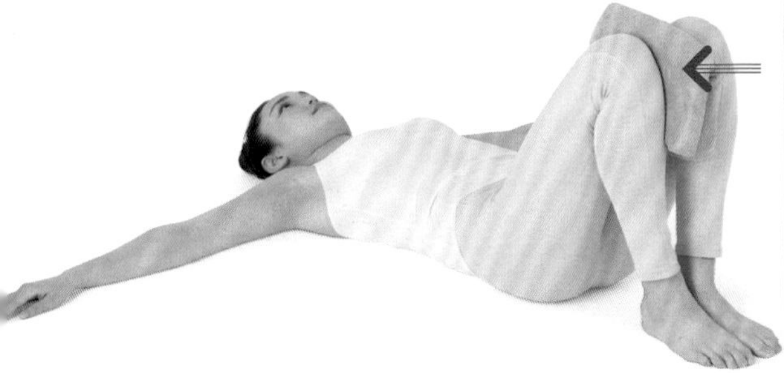

3 臀部抬起

一邊自然地呼吸，一邊將臀部抬起約一個拳頭的高度。

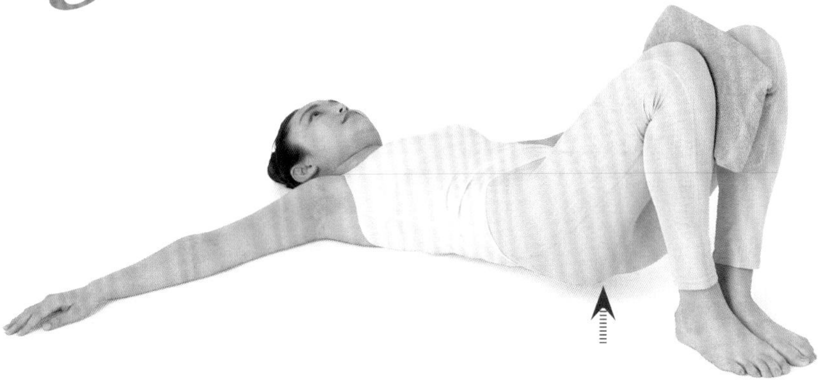

4 腹部出力，膝蓋用力往內夾

腹部出力，
想像要將對折的毛巾壓扁那樣，
兩側膝蓋夾緊1分鐘。
這個動作會收緊大腿內側，
大腿內側根部也會有用力的感覺。

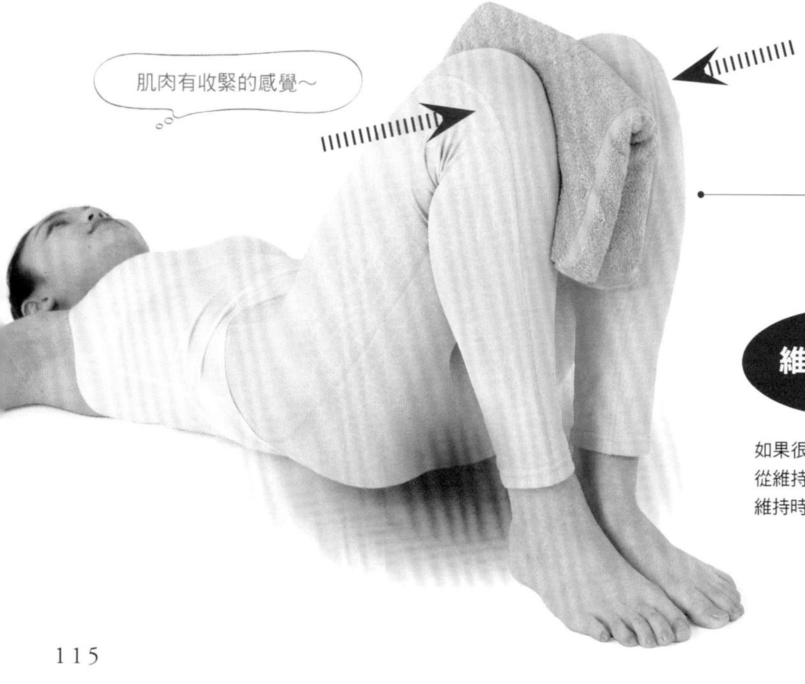

維持1分鐘

如果很難維持1分鐘的話，
從維持30秒開始練習也OK。
維持時間可隨著練習日數增加。

Chapter 5

難以訴說症狀的
手腳疼痛

拇趾外翻

步行方式與腳背活動不良引發的問題

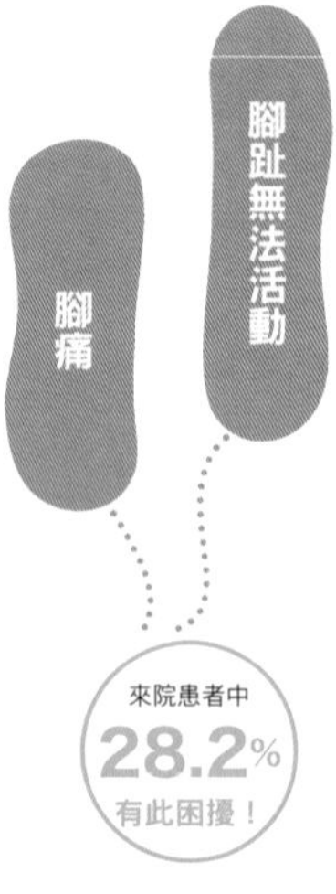
腳趾無法活動
腳痛
來院患者中
28.2%
有此困擾！

拇趾外翻指的是腳掌拇趾向內側翻轉，腳趾根部關節向外突出的情形。行走或穿著窄楦頭鞋子時會感覺到拇趾疼痛。拇趾外翻患者的腳底容易長繭，有些人會需要定期將足繭修除。腳部變形的情況會逐漸惡化，因此防止變形加劇和減輕疼痛是治療的關鍵。這種症狀也常見於腳趾無法完全接觸地面的「浮趾」患者。

造成拇趾外翻的其中一個原因是走路時習慣將腳掌完全貼地。一般而言，應該是讓腳底如滾輪般的方式接觸地面，最後會有腳尖推進的動作，但是拇趾外翻患者少了這個動作後，會導致位於腳趾根部側邊的足弓塌陷。如此一來，會導致腳趾根部的關節無法彎曲，原本應該彎曲拇趾的肌肉會將拇趾向內拉，使其更容易向內彎曲。

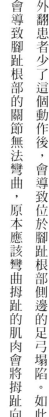

首先，我們應該將變硬的足部骨間肌放鬆，改善腳背的活動度，減少腳掌的幅寬，從而減少物理接觸引起的疼痛，讓步行變得更輕鬆。

拇趾外翻的人，可以在坐著的時候將五根腳趾的根部關節壓在地板上10秒，進行腳趾彎曲的練習。當腳趾能夠彎曲後，有助於足弓的形成。此外，站立時練習將體重壓在拇趾上，也有助於避免形成浮趾。

足部骨間肌
僵硬時…

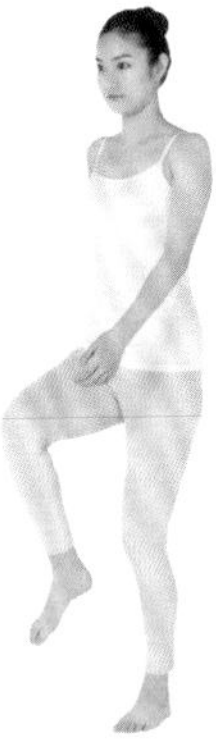

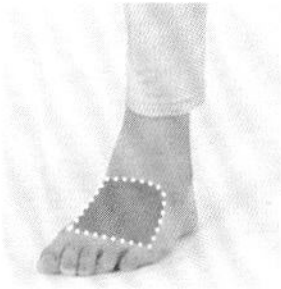

光腳踏步，
腳底會完全貼地。

魚板體操

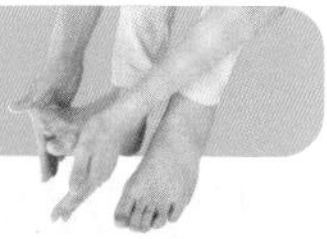

操作後…

快速 **緩解不適**

- 走路較容易由腳尖蹬地推進。
- 走路速度變快。

透過持續練習
改善體質

1週後，腳趾可以更輕鬆地彎曲。2個月後，腳趾外翻造成的步行疼痛就能獲得緩解。

首先要減輕疼痛

當感到強烈疼痛時，通常代表著腳趾變形的情況正在逐漸加劇。為了防止變形，每天在洗澡時持續進行魚板體操是很重要的。當腳背開始活動之後，腳背線條也會變得更美麗。

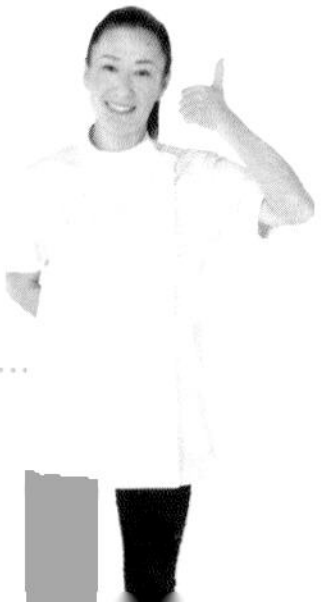

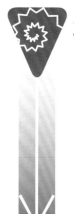

拇趾外翻

魚板體操

1 分鐘

放鬆將腳背骨頭連接起來的骨間肌，為中足骨之間創造空隙，可以讓腳背的動作更靈活。建議在洗澡時或洗完澡之後進行這個體操，有助於減輕拇趾外翻的疼痛，並防止變形的情況惡化。

速效等級

低　普通　高

How to

1 摩擦中足骨之間的縫隙

坐在地板上，
用手指指尖來回摩擦腳背拇趾與二趾中足骨之間的縫隙5次。

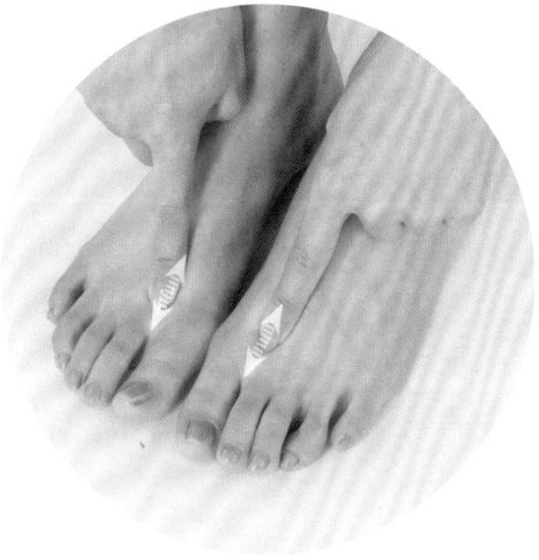

2 摩擦靠近腳踝的中足骨

在相同的中足骨縫隙之間，往靠近腳踝的位置來回摩擦5次。

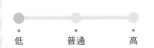

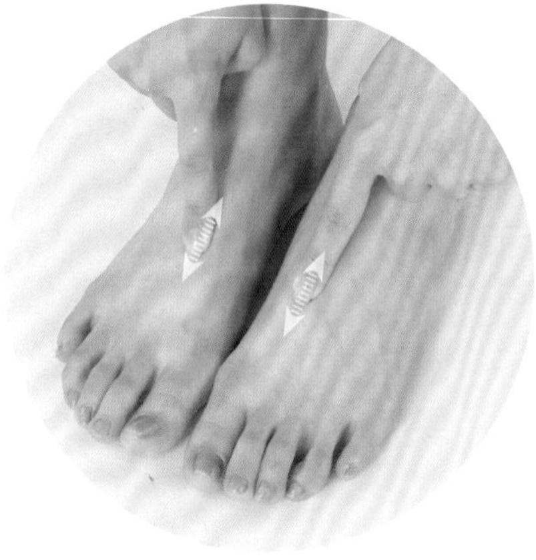

3 摩擦旁邊的中足骨空隙

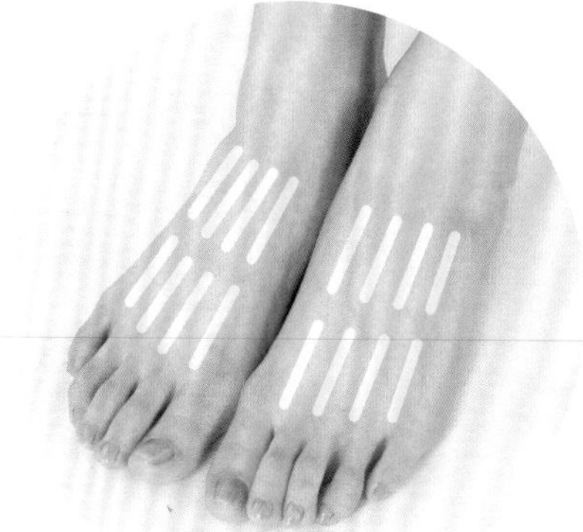

腳背的二趾和三趾中足骨之間、
三趾和四趾中足骨之間、
四趾和小趾中足骨之間也用同樣的方式，
從靠近腳趾根部，到靠近腳踝的部分，
分別來回摩擦5次。

4 將腳背搓揉成魚板般的圓柱狀

雙手手心分別由腳掌內側及外側將其夾住，上下滾動5次。

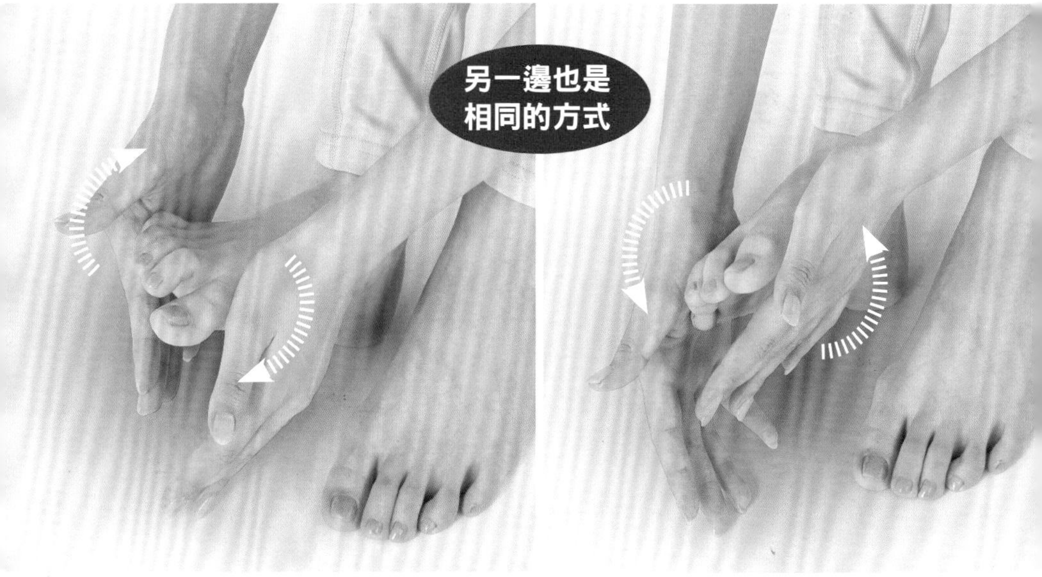

感覺腳掌放鬆了～

手指疼痛

手指若經常不伸展便會逐漸失去這項能力

打不開寶特瓶的蓋子

很難握住東西

來院患者中 10~33% 有此困擾！

產後婦女3人之中有1人，
50歲以上族群10人之中有1人

手指動作時會感到關節刺痛，或手指出現緊繃或僵硬的狀況，導致打開瓶蓋或零食包裝袋這樣的小動作都變得困難等等症狀，都是因為指尖難以出力所致。稍微拿一下重物，手指也可能會感到疲勞無力。此外，手指和手腕還會發生疼痛或活動受限，類似腱鞘炎的症狀。

以上問題的原因在於，沒有經常做一些手指伸展或向後彎曲的動作。日常生活中的手部動作大多是以抓握為主，幾乎沒有伸展手指或向後彎曲的動作，導致伸指肌不常被使用。

此外，慢性肩膀僵硬的人，由於肩膀向內縮，握住物品的動作會比伸展手指的動作更輕鬆，伸直手指的機會便大幅減少。因此，需要努力擴大手指的活動範圍。

每次手部動作相關的勞動結束後，要記得儘量將手指張開向後彎，讓手指可以完全地伸直。特別是手指關節感到疼痛的人，可能會發現每根手指變得難以打開，手掌也不容易做出撐開的動作。拇指可能也難以完全伸展，建議盡可能地向手腕方向拉伸手指，擴大手指的活動範圍。

伸指肌
僵硬時⋯

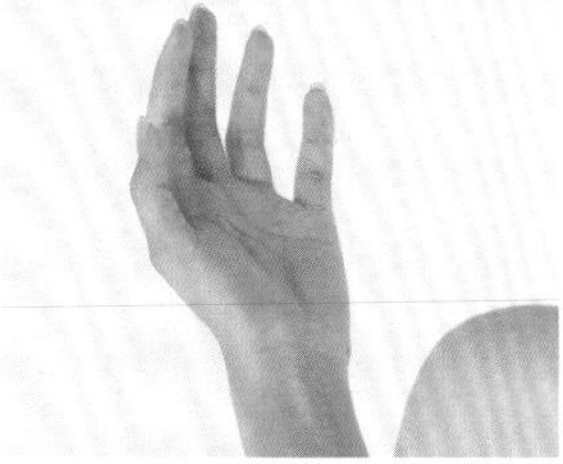

進行握拳再張開手掌的動作會感到困難。

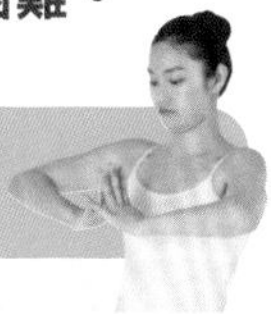

伸展手心

操作後⋯

快速 緩解不適

- 手指變得更容易活動。
- 可以更輕鬆地抓握物品。

透過持續練習
改善體質

1週後，手指就能更輕鬆地張開。2個月後會覺得打開瓶蓋的動作變容易了。

手指變靈活

隨著手指變得更容易伸展，進行指尖的精細作業也變得更加輕鬆。能夠靈巧地操作後，可以避免不必要的用力，從而減輕肩膀僵硬的狀況。

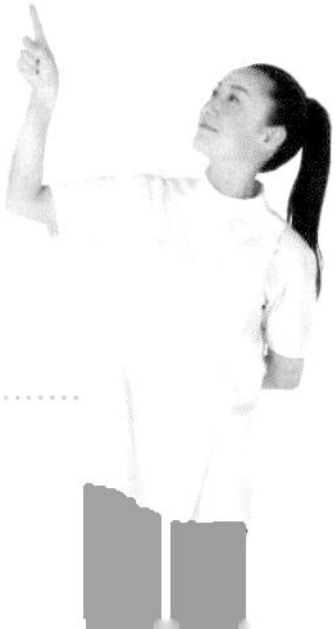

手指疼痛

伸展手心

將手指的根部充分伸展，讓之前沒能使用到的伸指肌發揮作用。藉由這樣的伸展運動，可以讓手指自由活動。手指的活動變順暢後，也不會再過度用力，能以更少的力氣完成精細的作業。

10秒

How to

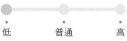

1 手掌相合壓緊

雙手手掌在胸前相合，前臂維持與地面平行。手掌相互貼合壓緊。

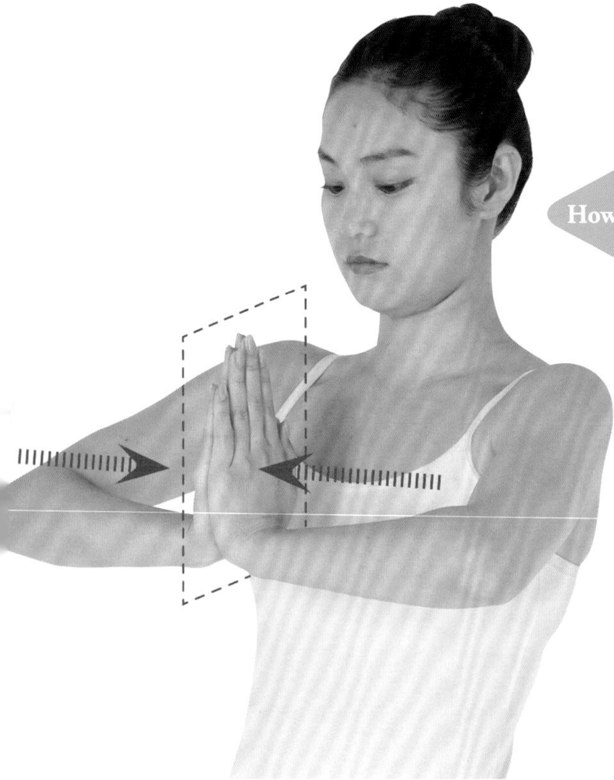

速效等級

低　普通　高

2 手指相合壓緊

從手掌相合壓緊的動作開始，慢慢地將手掌根部分開，只剩下雙手的五根手指碰在一起。

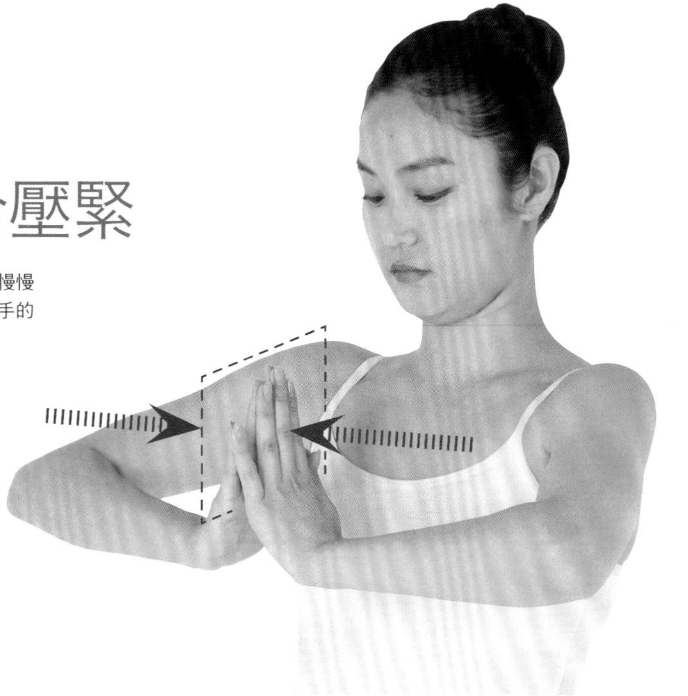

感覺手掌放鬆了～

3 指尖相合壓緊

用指尖相互撐住，用力壓住10秒。

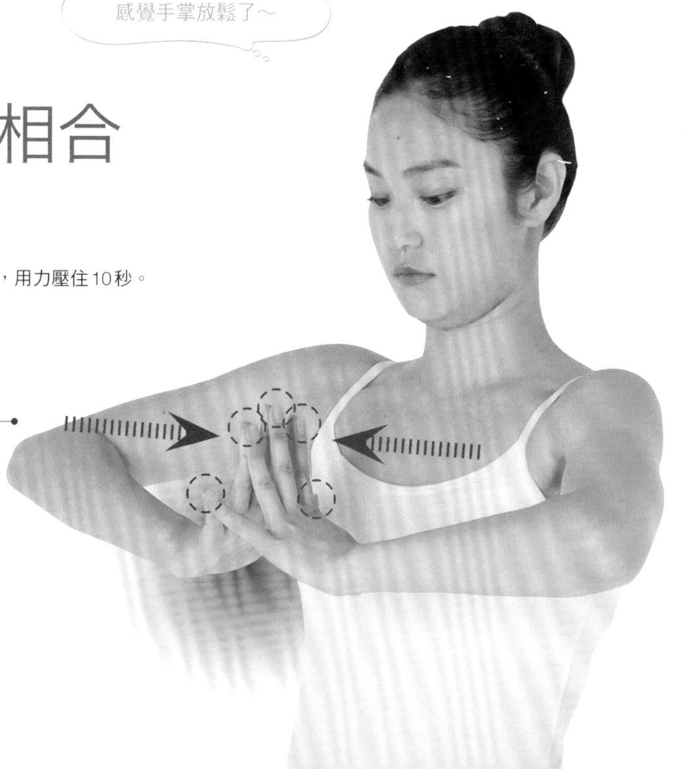

維持10秒

結語

我曾對某位患者說明「患部已經痊癒，可以不用再來回診囉」。但他還是以定期保養的名義回到我們整骨院。當時，那位患者是這樣說的：

「對了，當初我是因為為什麼毛病才找上您的呢？」

並不是他的記憶特別模糊，而是因為很多人在症狀消失後，都會忘記自己曾經有過疼痛或不適。

這位患者最初只說了「腰痛」，於是我放鬆了他緊繃的肌肉，讓身體進入恢復模式。大約1個月左右，他的腰痛問題就消失了。接著，他開始說「肩膀覺得硬梆梆」，肩膀僵硬的狀況很嚴重。等肩膀不再僵硬後，他又說「睡不好」、「腳很冰冷」。

這種情況常發生在那些長期忍受疼痛或不適，卻沒能對他人傾訴的人身上。當各種病痛纏身時，從最痛苦的症狀中解脫後，才有餘裕開始面對其他的不適。這時，隱藏的次要不適或症狀也會跟著冒出來。我最享受的事情，就是在解決這些接連浮現的症狀之後，看到患者已經忘卻煩惱，露出笑容。

我們的身體承載著過去的各種疾病和傷痛，錯綜複雜的因果關係最終衍生出各種症狀。當我們逐步解決每一個根源時，那些因放棄治療而對身體失去的自信會慢慢恢復，心情也會跟著好轉。這或許也是症狀相關的記憶會隨之消失的原因。也許，我不僅僅是在放鬆緊繃的肌肉，同時也放鬆了患者的心靈。

感謝您一直讀到最後。衷心希望能夠藉由本書幫助您解決身體的各種不適。

今村匡子

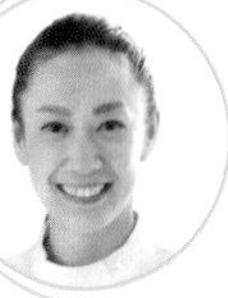

profile
今村匡子

ASAHI整骨院日本橋濱町院院長。柔道整復師、針灸師。
出生於大阪府。曾在田徑賽（中長跑）中受傷，因而吃了不少苦。國中時開始關心如何保養身體，著手學習各種身體保健相關知識。還是17歲高中生的時候，就到整骨院擔任助理，並且，自21歲起展開整骨院的職業生涯。在幫助高齡者術後復健的同時，也摸索出一套不容易產生疼痛及痠痛的身體使用方法。28歲後專攻上班族的姿勢改善，並提供治療以緩解不適症狀，不僅讓患者的疼痛及痠痛消失了，還能變瘦，因而備受好評。模特兒及藝人等客戶也愈來愈多。
32歲起，以改善女性身材及產後護理為主要服務項目。透過自身的懷孕、生產經驗，每年服務的產後護理患者超過6000人。

不用再忍耐！
解放痛楚的僵硬肌舒緩操

出　　版／楓葉社文化事業有限公司
地　　址／新北市板橋區信義路163巷3號10樓
郵政劃撥／19907596　楓書坊文化出版社
網　　址／www.maplebook.com.tw
電　　話／02-2957-6096
傳　　真／02-2957-6435
作　　者／今村匡子
翻　　譯／徐瑜芳
責任編輯／吳婕妤
內文排版／洪浩剛
港澳經銷／泛華發行代理有限公司
定　　價／350元
出版日期／2025年1月

國家圖書館出版品預行編目資料

不用再忍耐！解放痛楚的僵硬肌舒緩操／今村匡子作；徐瑜芳譯. -- 初版. -- 新北市：楓葉社文化事業有限公司, 2025.01　面；　公分
ISBN 978-986-370-759-2（平裝）
1. 肌筋膜放鬆術　2. 疼痛醫學　3. 體操
418.9314　　113018369